頭薦骨按摩自療法

吉田篤司◎著
黃筱涵◎譯

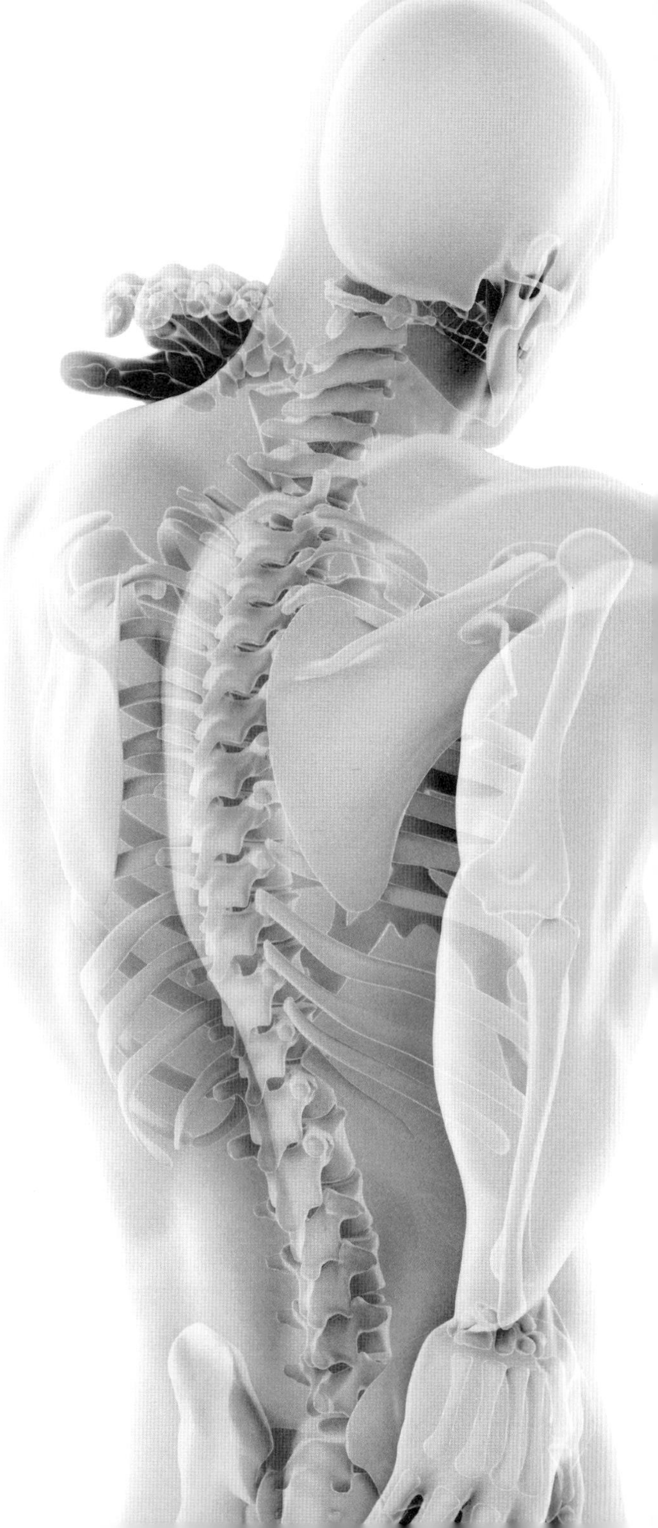

你的頭蓋骨硬梆梆嗎？

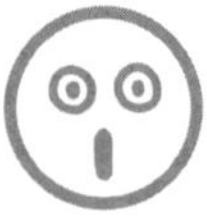

你知道頭蓋骨如果太僵硬緊繃，會導致人體功能變差嗎？

不只如此，頭蓋骨太僵硬緊繃還會對腦內活動造成壓力，進而對人的思考力造成負面影響。

身體狀況不佳，經常覺得全身痠痛。

眼睛疲勞、全身沉重、精力不足、沒有幹勁……

身心呈現緊繃狀態，全身都不靈活，

陷入莫名其妙的煩躁與沮喪。

明明很有實力，卻總是在正式上場時失敗，

覺得自己做什麼都不順。

若你有上述的狀況，就很有可能是頭蓋骨太僵硬緊繃。

該怎麼做，才能夠恢復良好的身心狀態呢？

本書將提供解決方案。

那就是，自己舒緩頭蓋骨！

前・言

頭薦骨是指頭蓋骨、脊椎到薦骨的系統。大家都知道，頭蓋骨並非一整塊骨頭，而是由很多塊骨頭組成的。

但不是專家的一般民眾，恐怕都不清楚頭蓋骨是由幾塊骨頭組成、形狀長什麼樣子、以什麼方式組成，甚至不曉得雖然幅度不大，但是其實頭蓋骨可以動。

我記得自己第一次聽見頭蓋骨可以動時，嚇了一跳。當時我對認識的醫生提起這件事，對方還對我說：「又在說莫名其妙的話了，小篤，你少來了～」不過他現在應該知道頭蓋骨可以動了吧……

頭蓋骨具有些微的可動性，如果這個功能衰弱，會讓身心狀態變得不佳。

正在閱讀本書的讀者，應該有很多人的頭部都陷入硬梆梆的狀態吧！頭蓋骨僵硬會導致脊椎緊繃，使整個身體的姿勢與活動都受到限制，一點好處也沒有。

不只會使身體各部位緊繃、痠痛，有些人甚至會形成僵硬的肌肉塊，全身僵

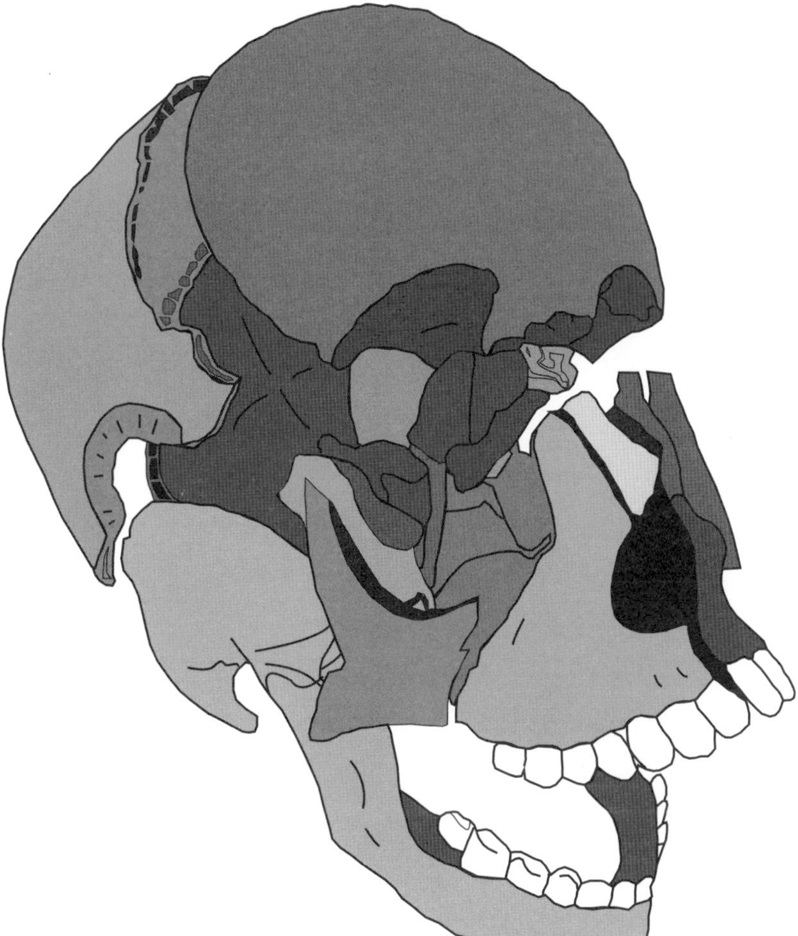

硬。

很多人會因為五十肩而抬不起手臂，或是背部硬得像鐵板，逐漸失去知覺；有些人是呼吸變淺，或是思考混沌；有些人的行動力則會變差。

自己按摩頭蓋骨，即可改善這些狀況。身體不再僵硬，心情就會變愉快，身心舒暢，肯定能大幅改善生活品質，迎來幸福快樂的每一天。

本書要談的頭薦骨按摩自療法，是以頭薦骨療法（Craniosacral Therapy）為基礎。頭薦骨療法是請治療師幫忙調整頭薦骨的療法，在歐美與世界各地都相當普及。

我從二〇〇一年起，在英國花了兩年時間學習頭薦骨療法，並持續研究至今。接下來，我要介紹的並非一般的頭薦骨療法，而是不需由他人來協助進行、自己替自己按摩舒緩的療法。這是以頭薦骨療法為基礎，再進一步改良部分操作方式與理論的「頭薦骨按摩自療法」。

此外，我也融入了亞歷山大技法（Alexander Technique）的要素，藉此打造前所未有的新體感技法。請各位透過舒緩頭蓋骨，找到全新的自己，恢復健康的初始狀態，綻放璀璨的光芒。

吉田篤司

警告：本書介紹的按摩技法並不屬於醫療行為，無法治療特定疾病，僅是幫助各位了解自己的身體。

第1章 何謂按摩舒緩頭蓋骨？ 13

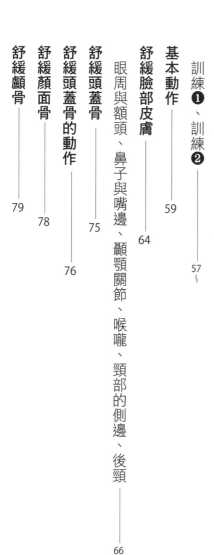

第3章

頭蓋骨與軀體的連接 ～更多的可能性

第4章 頭薦骨高級技術～沒有盡頭的舒緩

第 1 章

何謂按摩舒緩頭蓋骨？

二十一世紀的腦外革命

按摩舒緩頭蓋骨具有以下效果：

▼頭部變得輕盈，思慮變清晰。
▼徹底消除肩頸僵硬等不適。
▼揮別大部分的偏頭痛（Migraine）與腰痛。
▼消除眼睛疲勞，增進視力。
▼改善牙齒嚙合（俗稱咬合）與下顎的動作。
▼鼻子暢通，治癒花粉症。
▼改善呼吸急促的狀態，心情比較平靜，進而使心態更樂觀。
▼提升創造力、想像力、整合力與幹勁。
▼腦袋運轉速度變快，記憶力變好。
▼睡眠安穩，活化身體功能。
▼活化內臟運作。
▼皮膚變好，臉變小。

▼隨時保持幸福感，連帶使運氣好轉。

這些只是按摩舒緩頭蓋骨的大致好處。為什麼能夠帶來這麼多好處呢？這是因為頭蓋骨若得到舒緩，即能形成有益於腦部運作的狀態。

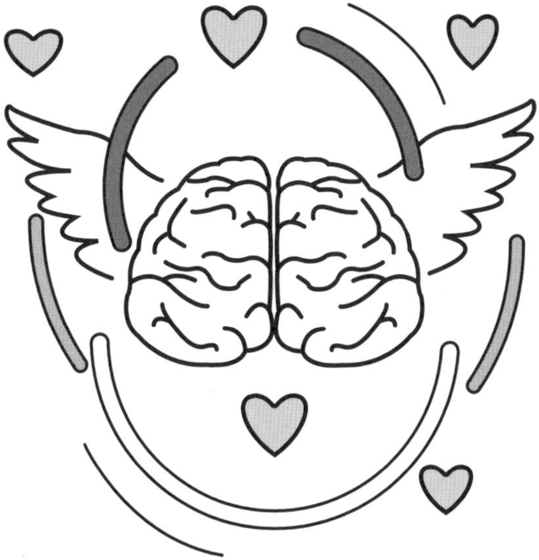

這是劃時代的腦部壓力消解法，可以說是空前絕後，不僅對健康有益，還涉及美容、心靈療癒，甚至能激發潛力，進而達到自我實現的目標。

腦部是心靈與行動的發電廠。若腦袋能重新定義五感所接收到的刺激，身體就能擺脫累積至今的壞習慣。

而且這麼棒的事情不需要其他人幫忙，自己動手就能完成。或許因為每天實踐頭薦骨按摩自療法，所以我即使五十多歲了，身體還是比其他同齡者健康許多。不僅如此，我覺得自己一天比一天年輕呢。

我沒有鮪魚肚的問題，臉上也沒有明顯的皺紋，神采奕奕，因此其他人得知我的實際年紀都會大吃一驚。我目前的身體年齡是三十歲，這讓我不禁滿懷希望，想著如果持續下去，說不定我能變回二十五歲之前的樣子。

朋友還懷疑我是不是在做什麼仙人修行，但是絕對不是如此。我平常三不五時就會飲酒，過著相當普通的生活，只是會每天趁工作空檔，稍微調整自己的頭蓋骨。

掌握操作的秘訣，就能輕易舒緩頭蓋骨。

◆面對麻煩的工作時，不禁想放鬆一下……

◆上台報告前很緊張，想快速放鬆……

◆遇到令人火大的事情，想立即轉換心情……

◆重要的約會即將到來，心跳加快，想讓自己冷靜下來……

無論是在等紅綠燈，還是在電車上，甚至是在家電量販店搭乘手扶梯時，都不必在意他人的目光，用手輕觸頭吧！這樣即能放鬆身心，讓心靈重新開機喔。

會對身心造成壓力的不只有工作與人際關係，近年來的天氣異常也會使壓力增加。而本書要提供的，就是遇到這些困擾時，能將自己切換至最佳狀態的方法。

舒緩頭蓋骨是什麼意思呢？

其實人的頭蓋骨都是可以動的，而且用手就能改變頭蓋骨形狀。

當然，不會造成肉眼能清楚看見的大幅變化，但是可以輕易改變臉部神情，這方面的差異很明顯。

「又不是北斗神拳，不可能啦！」你說不定會這麼想，但是事實上真的可以。當然不是用拳四郎（《北斗神拳》主角）那種痛死人的必殺技來改變人的神情……這是像溫柔的多奇（《北斗神拳》中，立志用拳法救人的天才）一樣的療法。

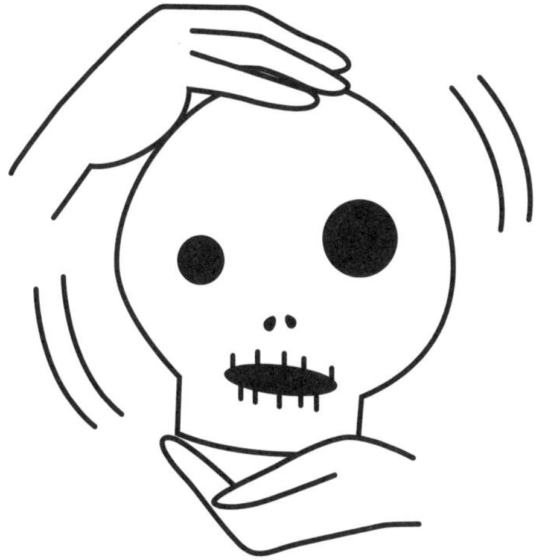

頭蓋骨不是一片金屬塊，而是由多塊骨頭組成的，因此能動也不足為奇。

頭蓋骨的骨頭共有二十八塊，分別是頭部八塊、顏面十四塊，以及耳朵六塊。

整個頭蓋骨反覆膨脹與收縮，就會像海水漲退潮般緩緩移動。

為什麼至今都沒有人用手舒緩頭蓋骨呢？這只是因為人們不曉得這件事情。人體還有許多奧祕未解，當我們注意到這些原本不解的奧秘，便能恍然大悟，並且迅速地理解箇中原因。

但是不少人的頭蓋骨已經僵硬到完全動彈不得了。原本能動的骨頭變得不能動時，該怎麼辦呢？接下來，我們就來談談某個例子吧！

蘇澤蘭的實驗

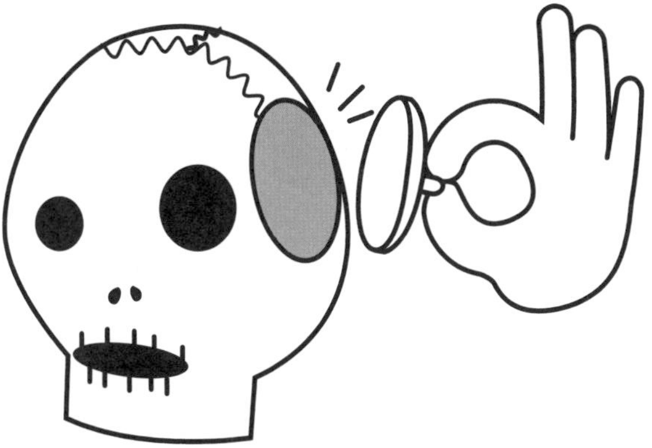

最早開始研究頭蓋骨可動性的是美國人威廉．嘉納．蘇澤蘭（William Garner Sutherland 1873-1954）。

他在學習整骨療法（Osteopathy，骨骼整頓法）的過程中，用各種角度調整了顱骨模型，發現耳周顳骨的接合處看起來很像鍋蓋。因此，他不禁想：「這個該不會可以動吧？」

他仔細觀察顱骨模型，發現其他的骨頭接合處都扎實地咬合，只有顳骨看起來是扇貝的形狀，因此他懷疑此部分是不是能夠直接取下。

後來蘇澤蘭試著觸摸同事的頭，隱隱約約感受到有某個部位在動。

一般人不使用特殊的手法，只用普通的手法摸，是感受不到這種動靜的，我想應該是蘇澤蘭的手特別敏感吧。

各位親手摸一摸自己的頭部就知道了，應該沒什麼人能感受到骨頭的運動吧？因此，能夠察覺此運動的人，如果不是手部特別敏感，就是被摸者的頭部特別柔軟。

如果當時蘇澤蘭摸的是頭骨格外僵硬緊繃的人，說不定就不會注意到如此細微的運動了。

這次的經驗使蘇澤蘭產生了興趣，立即展開對頭蓋骨運動的研究。順道一提，這是距今一百年前發生的事，當時的美國學界篤定「成人的頭蓋骨不會動」。

不過，當時義大利人似乎已經注意到頭蓋骨具有些微的可動性了；但亞洲至今較普遍的認知應該還是「頭蓋骨不會動」。

從此以後，蘇澤蘭一腳踏進了未知的領域——這是個近在身邊，卻無人知曉的世界，因此，當然沒有任何的相關書籍，蘇澤蘭只能從零開始研究。

蘇澤蘭首先提出的疑問是，頭蓋骨因何而動呢？既然這是人體的動作，必定有重要的意義。為了解開這個疑問，蘇澤蘭用繃帶纏住自己的頭，刻意讓頭蓋骨動彈不得，藉此觀察會發生什麼事。

他應該不只是因為年輕、好奇心旺盛才會做這件事，畢竟要一整個星期每天二十四小時都纏著繃帶，連前去學習整骨療法時都沒有拆下來呢。

天才的做事風格果然不同凡響，就算我的朋友開玩笑地說出超恐怖的話：「阿篤，你也去試試看嘛！」我也絕對不會去試。

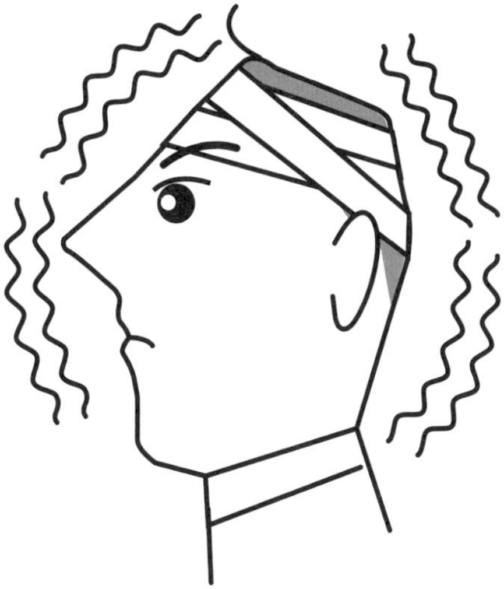

經過一段時間，蘇澤蘭果然開始身體不適，甚至罹患了憂鬱症。

一般人應該會就此暫停實驗，但是蘇澤蘭卻燃起了更大的熱情。他相信頭蓋骨的動作確實與身體有某種關聯，因此他把頭部的其他部位也纏上繃帶。

這麼做確實帶來了負面影響，身體變得越來越差，還罹患更嚴重的憂鬱症。因此，蘇澤蘭發現身體與頭蓋骨確實有關聯，他非常驚訝。不過，最驚訝的人是陪著他一路走來的妻子。

蘇澤蘭的妻子看著他做莫名其妙的奇怪實驗，心底的恐慌應該超乎想像吧！一般人碰到這種情況，難免都會懷疑蘇澤蘭是不是腦子有問題，家人更會努力阻止他。於是在妻子強烈的反對下，蘇澤蘭總算拆下頭上的繃帶，心不甘情不願地暫停這個實驗。

慶幸的是，他總算慢慢恢復健康（太好了），但是卻對這件事越來越有興趣，後來也花了很多時間研究，甚至親手製作特殊的頭盔，對頭的各部位施加壓力，藉此深入研究……（汗），經過三十年的漫長研究，他終於向世人發表了讓頭蓋骨自然運動的方法。

到了這個階段，蘇澤蘭涉獵的領域已經不只有頭蓋骨了，還拓展到整個人體，剖析許多肉眼無法看見的精細動作，解開各動作與人體的關係，例如：膨脹與收縮的連動、腦脊髓液的循環、氣的流向等。

如今，人們多半將蘇澤蘭的研究稱為「頭薦骨療法」或「整骨治療」，而且基本上都必須由他人來協助。

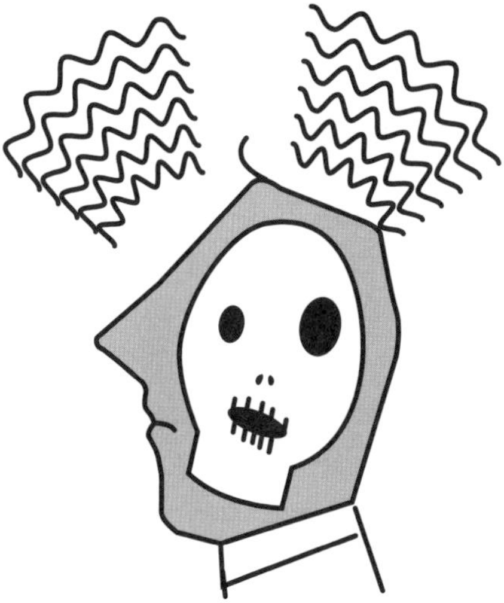

本書介紹的「頭薦骨按摩自療法」雖然是以蘇澤蘭的研究為基礎，但是不需要借用他人的力量，而是「自己就可以輕易為自己舒緩頭骨」。此外，我還大幅改良了蘇澤蘭的理論與方法，創造出與「頭薦骨療法」截然不同的新技術。

頭部為什麼會僵硬？

蘇澤蘭用繃帶纏住自己的腦袋，使頭蓋骨無法動彈，接著身體即出現異狀，但拆下繃帶就逐漸恢復健康了。其實，一般人平常就經常發生類似的狀況，只是程度有差而已。

舉例來說，因外在壓力而緊張，或是精神受到衝擊而造成心靈創傷，這些情緒都會使身體極度緊繃。悲傷時胸口肌肉忽然一緊，彷彿要被壓碎一般；憤怒情緒不斷累積，使肩膀與手背過度施力，甚至握緊拳頭——應該每個人都有過這樣的經驗吧？

在這些情況下，頭部、臉部以及頸部的肌肉，會隨著情緒波動出現強烈反應。回想你人生中最糟糕的回憶，當時你的臉部肌肉應該是扭曲僵硬的吧？情緒有所波動，肌肉便會無意識地產生反應，這是很難避免的。

此外，一般人對身體皆不夠了解，甚至可用無知來形容——我在學習頭蓋骨按摩技術之前也是如此。人們平常總是在不知不覺的情況下，擺出勉強身體的姿勢，或是做出不適當的動作。

你如果感到身體某處有些疼痛，通常會置之不理吧？即使真的察覺不對勁了，大多也想不出改善的方法，頂多會花點時間做健身操吧。

若身體每天都承受著長時間的疼痛，神經系統會以為「肌肉異常緊繃」是正常的，之後再遇到這種狀況時就會誤以為沒問題，最壞的情況就是讓僵硬處的肌肉糾結，產生糰子狀的肌肉團。

頭蓋骨緊繃最麻煩的是，造成頭骨下方的硬膜（硬腦膜）緊繃。

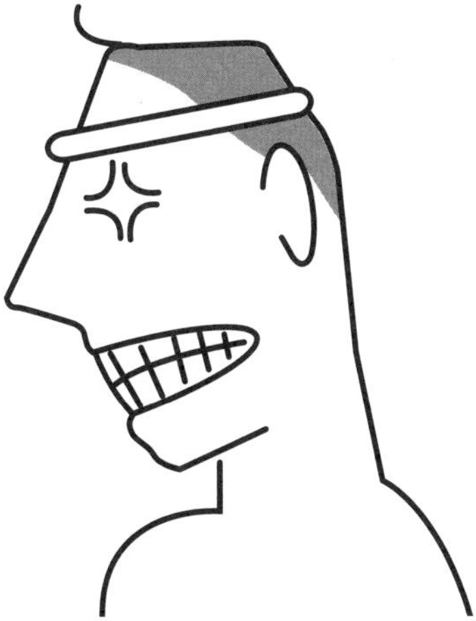

目前人們多半認為偏頭痛源自於硬膜緊繃，而偏頭痛的患者為了消除壓力，多會養成咬牙的壞習慣。

此外，讓頸部關節喀喀作響、超出身體負荷的伸展動作、像要鑽出洞的強力按摩等，都是對身體的嚴刑拷打。

當這些狀況使頭蓋骨緊繃，人體活動的能力就會逐漸變差，最後演變成蘇澤蘭在頭部纏繃帶的後果。由此可知，頭部與頸部長期緊繃的人，身心狀態通常不太好，這是非常不健康的。

現代社會的壓力大，使得許多人都有這種症狀。環顧四周，你是否有看見即使太陽穴抽動、緊咬牙根，仍繼續努力工作的人呢？讓我確認一下……那個人該不會就是你吧？這可不行喔！

我要特別說明的是，「緊張」其實不是壞事。日本人在關鍵時刻，會在頭上綁必勝頭帶，藉由頭部緊繃的感覺促進「緊張感」，進而提升專注力。

有人還會參加高空彈跳和泛舟等活動，享受緊張刺激的感覺；最近甚至有人會特地跑到危險的地方，或是透過網路直播一些接近犯罪邊緣的事情。這些活動若做錯一步，未來就一片黑暗了，但也因此腎上腺素才會不斷分泌，這些人肯定很享受這種緊張感吧！雖然緊張能夠帶來趣味，但是我還是希望各位好孩子，頂多去高空彈跳就好了吧！

無論是面臨哪種情況，最佳的緊張程度大約是九十分，如果超過九十分神經系統會疲乏，身體功能將隨之急遽衰退。你是否聯想到女性使用的髮圈呢？想必各位都知道髮圈不能戴太久吧！

由此可知，頭部不能長期緊繃，所以我要建議大家舒緩自己的頭蓋骨。舒緩頭蓋骨能夠使頭部恢復成最適合腦袋的狀態，促進大腦的運作——多麼簡單明瞭的道理啊！

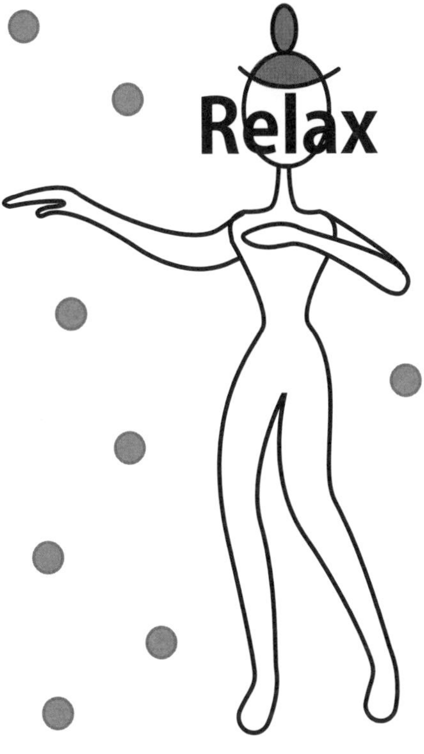

問題是當頭部與頸部的緊繃成為慢性症狀，光憑意志力是無法舒緩頭蓋骨的。

其實我以前也是身心非常緊繃，過著相當封閉的生活。當時「自律神經失調（Dysautonomia）」是常見的疾病，身旁的人都勸我：「肩膀不要那麼用力，放鬆身體吧！」但是我總是辦不到，而且看見自己的無能為力，緊張感還會持續高漲。

為此困擾的我若誠恐惶恐地回問：「該怎麼做才能放鬆呢？」這時，對方就會回答：「你怎麼還在說這種話？當然是什麼都不要做，才叫放鬆啊！」整段對話就此陷入鬼打牆，真令人哀傷（淚）。

後來我連坐在沙發上，一手拿著啤酒，邊吃洋芋片邊看電視節目，都擺脫不了緊繃狀態。

我們常聽見「深呼吸可有效舒緩緊張」的說法，但是這頂多只能轉換心情。對緊張、緊繃已成常態的人來說，根本沒辦法透過深呼吸改善，反而會造成疲憊。

在這種情況下，你可以親自動手舒緩自己的頭蓋骨。

聽到我這麼說，很多人都會說：「頭蓋骨僵硬源自於頭部與頸部的緊繃，所以只要按摩這一帶就可以了。」但是，一般的按摩手法都是在「按、揉」肌肉，根本無助於舒緩頭蓋骨。別說舒緩了，有時候反而會使頭蓋骨更僵硬。雖然適度按摩肌肉有助於舒解緊張，但是一直維持這個做法所獲得的效果，與使用頭薦骨按摩自療法的效果是截然不同的。此外，兩者並行也無法展現顯著的效果，必須明確地區分開來。

◆休息一下——空息呼吸法

如果讀者看見我對深呼吸的看法，以為呼吸完全無助於消解緊張就不好了，所以現在我想推薦一個適當的呼吸法。

其實我在舉辦團體的頭蓋骨按摩自療法講座時，也會因為熱情參加者的銳利視線而緊張。但是演講時雙手都在忙，沒辦法馬上舒緩自己的頭蓋骨，所以我會改用「空息呼吸法」。

做法非常簡單。請先吐氣再憋氣二十秒，覺得憋不下去時再吸氣。反覆三、四次之後，大腦就會漸漸冷靜下來，有效抑制緊張。

或許有人認為憋氣對身體不好，但是瑜珈將此視為一種練習，稱為「吐氣（Rechaka）」與「止息（Kumbhaka）」；日本箭術（弓道）也會透過暫停呼吸，讓身體靜止。

此外，也有大量吸氣再憋氣的呼吸法，但是這種做法會讓含氧量過剩，反而會使精神亢奮，不適合用來舒緩緊張。

頭部構造

到底該怎麼舒緩頭蓋骨呢？

在開始之前，應該先了解頭部的構造，不能隨意亂按。接下來，我將透過插

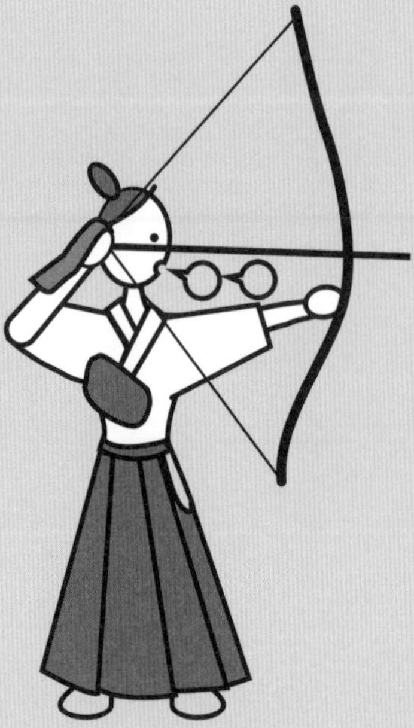

近來有學說認為，平常不怎麼運動的人如果攝取太多氧氣，體內會因為自由基而提早老化。

基本上，體內的換氣量比含氧量更重要，而馬拉松選手在氧氣量較少的高山上訓練，以提高持久力，可以說是這一點的逆向思考。因此，各位除了不應飲食過量，也應該注意勿吸入過多的氧氣喔！

圖，幫助各位認識我們的頭部。

頭皮

頭部的最表層是頭皮。當然，頭皮的皮膚與背部、腿部的皮膚都是同一層，就像一套剛好包覆全身的韻律服。

皮膚擁有極佳的伸展性，因此人體才能順暢地運動。

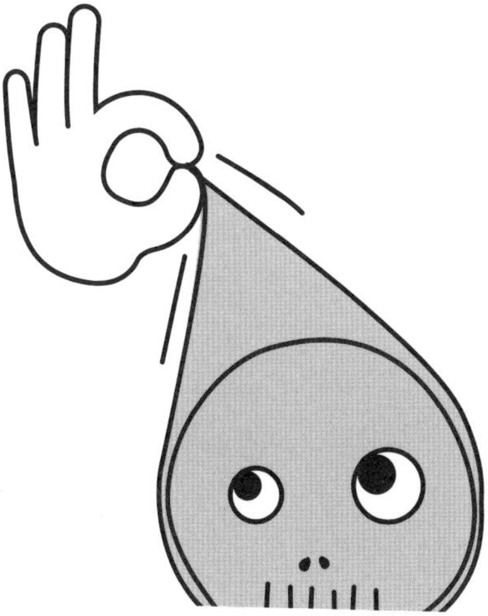

日本節目《奇人異士比賽（びっくり人間コンテスト）》中，有位皮膚伸展性好得驚人的參賽者，以手指拉他的皮膚，最多可拉到十五公分長。雖然一般人的皮膚無法拉到這麼長，但是相較於其他人體器官，皮膚的伸展性已經很好了。

雖說身體的最外層是皮膚，但是你仔細想一想，嘴唇的皮膚會一路延伸至嘴裡，接著又延伸至食道、胃部、腸子與肛門吧。

也就是說，消化系統其實就是由內側的皮膚構成。做過頭薦骨療法的人，應該知道治療師在觸碰你的頭部時，你會發出腹鳴聲。這是因為腸胃與人體的外層皮膚是相連的，所以按壓皮膚會促進腸胃的運作。

此外，皮膚也是人體第一個成形的組織。受精卵是人體的起點，它經過數次分裂，正中央就會出現一個空蕩蕩的空間。

這個名為「胚孔」的空間內側是腸子，外側是皮膚，接著才會陸續形成骨骼、肌肉等組織。這時骨骼與肌肉就像飄在皮膚內部一樣。

這個程序與建造大樓相比，可以說是完全相反的概念。因為建築物會先架好鋼筋再倒入混凝土，最後一步才是建造牆壁，是從內側開始往外側發展；然而人類卻是先完成外側再朝內側發展。科幻電影的人造人，往往也是在最後一步才裝上皮膚。

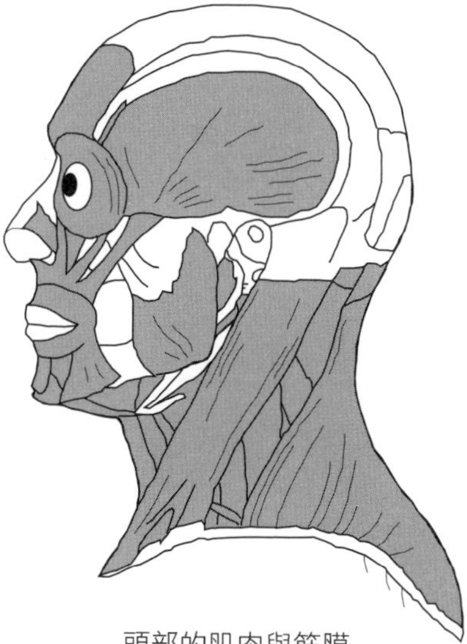

頭部的肌肉與筋膜

肌肉與筋膜

皮膚下方就是肌肉。臉部擁有各種能夠表現細微變化的肌肉，稱為「表情肌」。

頭部兩側有驅動下顎的顳肌（temporal muscle），耳周則有耳肌（auricular muscle）。肌肉會反映情感與思緒，開心時會放鬆，悲傷時會緊縮。

頭部與臉部肌肉緊繃，當然也會對頭蓋骨的緊繃程度造成影響。看見討厭的東西，臉部肌肉就會收縮，造成表情扭曲。如果每天都必須看見討厭的事物，簡直就是地獄，據說連腦細胞的形狀都會因為壓力而扭曲呢。

反之，看見美好的事物，臉部表情會

跟著放鬆，難怪大家會說多笑有益健康。所以各位請盡量增加自己喜歡的事物，不要討厭東討厭西了！

頭頂並沒有類似肌肉的組織，但是有一層連接額頭肌肉與後腦杓肌肉的筋膜，稱為帽狀腱膜（galea aponeurstica）。筋膜是包覆肌肉的袋狀組織，也就是一種「筋」。你可以想像成表面有許多筋、很難咬斷的肉。筋膜與皮膚不同，它的性質偏硬、不太能伸縮，分成數個路徑，包括從頭到腳趾、連接所有相關肌肉的直線狀筋膜、螺旋狀的側腹筋膜、從肩膀通往指尖的筋膜等。屬於同一筋膜路徑的肌肉會彼此牽動，而分屬不同筋膜路徑的肌肉則不會互相牽動。

前者大概就像裝在同一個袋子的柳橙，或是相連的幾條香腸。舉例來說，額頭的額肌與脊椎兩側的腰背肌（erector spinae muscle）、腿部的膕旁肌（hamstring）與小腿肚，皆屬於同一個筋膜路徑，下顎的肌肉與臀部肌肉則屬於另一個筋膜路徑。筋膜和皮膚不同，沒有那麼好的伸縮性，所以某個部位若僵硬，就會連帶拉扯屬於相同路徑的筋膜，進而不當地拉扯到頭蓋骨。

依此類推，小腿肚緊繃可能會拉扯到頭部筋膜，進而使頭蓋骨緊繃。

雖然筋膜的伸縮性偏低，但是施以適度的壓力，就會產生緩慢的動作，像水波

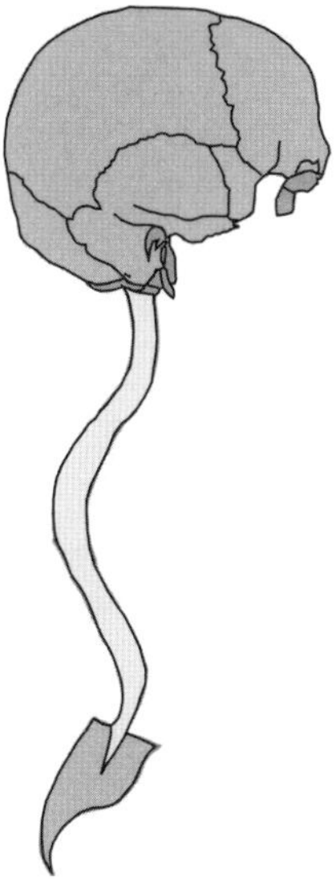

顱骨（硬膜系統）

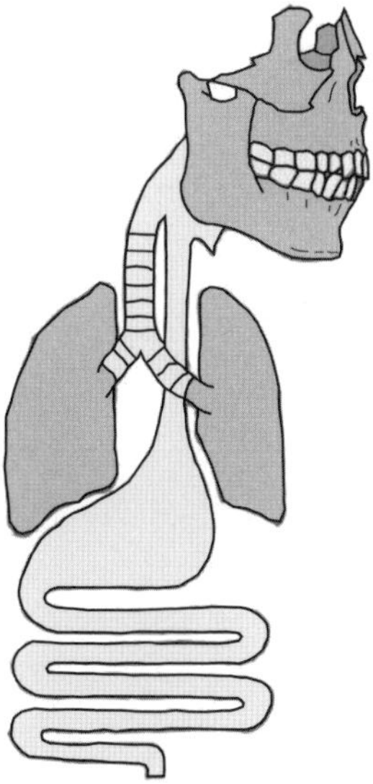

顏面骨（呼吸系統與消化系統）

一樣。總而言之，舒緩頭蓋骨就可以調整全身的筋膜路徑。頭薦骨按摩自療法即是透過手技，引導筋膜產生如此細微的動作。

頭蓋骨（顱骨＋顏面骨）

頭皮與筋膜的下方就是頭蓋骨，而頭蓋骨的表面覆著一層骨膜。基本上，人體全身上下都覆蓋著各式各樣的膜，以達到保護的功能。

頭蓋骨可分成顱骨與顏面骨這兩大區塊。顱骨與腦、脊髓的硬膜系統有關，顏面骨與呼吸系統、消化系統有關。整個頭蓋骨是由二十八塊骨頭組成的（其

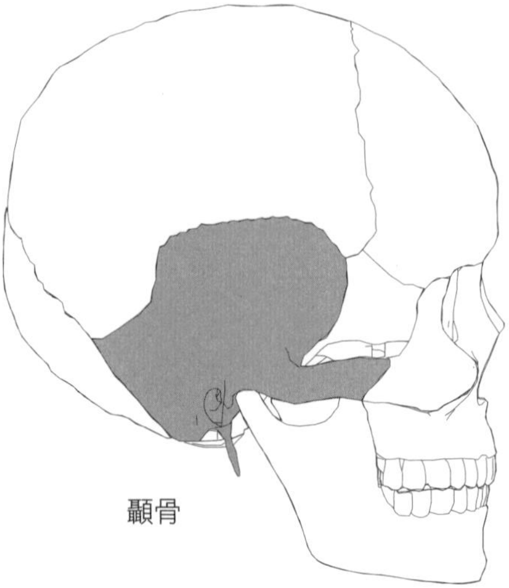

顳骨

中六塊是與耳膜相連的骨頭，不屬於頭薦骨按摩自療法要調整的部位，故省略）。

顳骨（硬膜系統）

顳骨是由八塊骨頭組成，分別是兩塊顳骨、一塊枕骨、兩塊頂骨、一塊額骨、一塊篩骨與一塊蝶骨。請透過插圖想像大略形狀、與周圍骨頭的接合處，以及配置等。

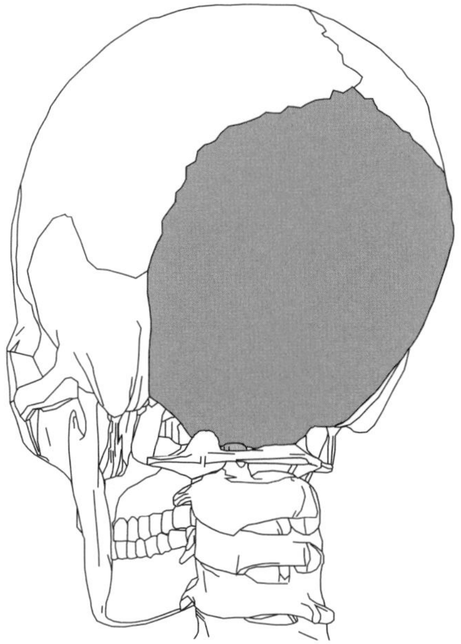

枕骨與人字縫

①顳骨

頭部的兩側各有一塊顳骨，耳朵與顳顎關節都與這塊骨頭相連。雖然右頁的插圖看不太到，但是接合處內側的形狀是像扇貝一樣，從某些角度來看很像魚鰓。

②枕骨

枕骨位在頭部的後側，是與頸部相連的骨頭，並開有一個通往脊髓的大孔。大孔左右側則與第一節頸椎的關節相連。

硬膜的大腦鐮與小腦天幕會在枕骨內側，以十字形交

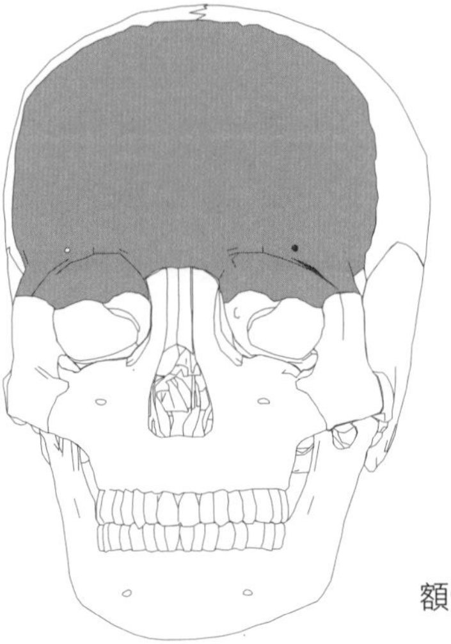

額骨

會，區隔出右腦、左腦與小腦。此外，由於枕骨與頂骨的接合處看起來像「人」字形，所以稱為人字縫。此外，由於它看起來也像希臘文字的「λ（lambda）」，因此在日本也稱為「λ字縫」。

③額骨

額骨位在額頭上，負責保護腦的前額葉。

前額葉是高度演化的腦區，人類大腦前額葉所佔的比例比其他動物高。在骨骼模型中，額骨也是格外顯眼的骨頭。額骨與頂骨的接合處稱為冠狀縫。「冠」這個字是指日蝕所露出的光暈。

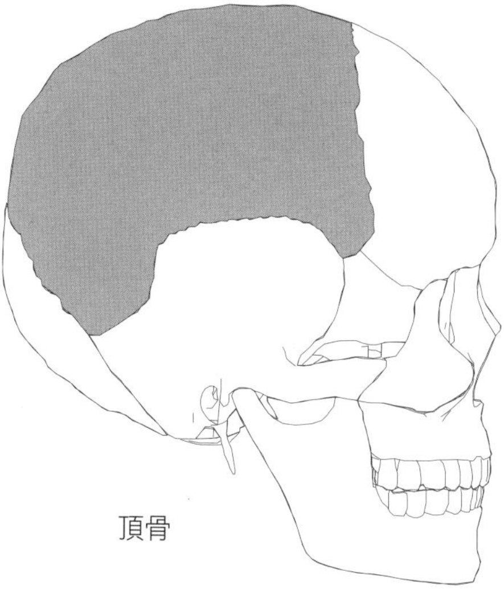

頂骨

④頂骨

頭部頂端左右兩側各有一塊頂骨，與頭頂左右的接合處稱為矢狀縫。由上往下看就像弓箭與箭頭。（不過還是需要一點想像力啦……）

⑤篩骨

篩骨位在額骨下方，藏在頭蓋骨的內側，因此從外側看不見。篩骨剛好位在兩顆眼球中間，就像鼻腔的天花板。名為「大腦鐮」的膜，前端即連接著篩骨，並分隔右腦與左腦。

此外，嗅覺神經會從鼻腔出發，穿越篩骨上的小孔，直接延伸至大腦。其他腦神經都是透過別的路徑通往大腦，只有嗅覺直達大腦，想必氣

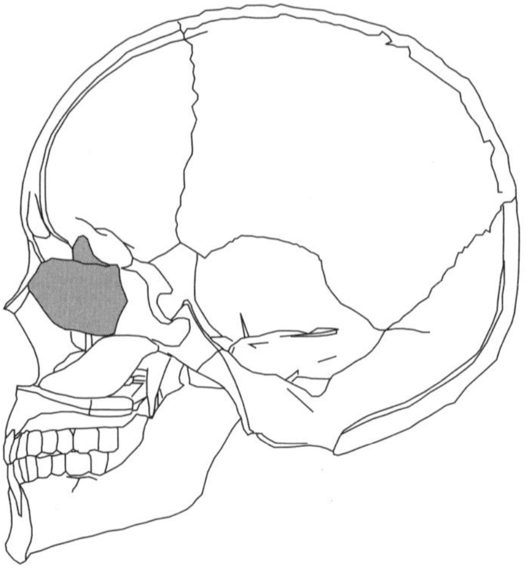

篩骨（位在鼻腔深處的上顎上方）

味對人類的進化來說，相當重要吧。

⑥**蝶骨**

蝶骨一如其名，形狀就像一隻蝴蝶，非常複雜。

太陽穴位於這塊骨頭。蝶骨位在頭蓋骨中心，保護著腦垂腺、下視丘等維持生命的重要部位。

摔角有一招鐵魔爪（Iron Claw）就是握住太陽穴的招式，這招非常狠，連巨人馬場（日本職業摔角手）都會發出痛苦的哀號。

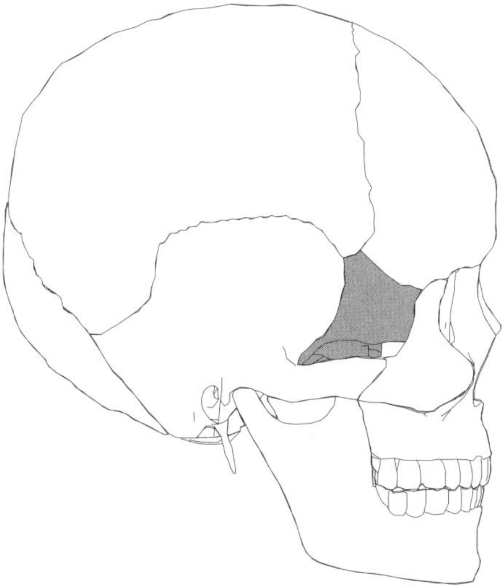

蝶骨（太陽穴）

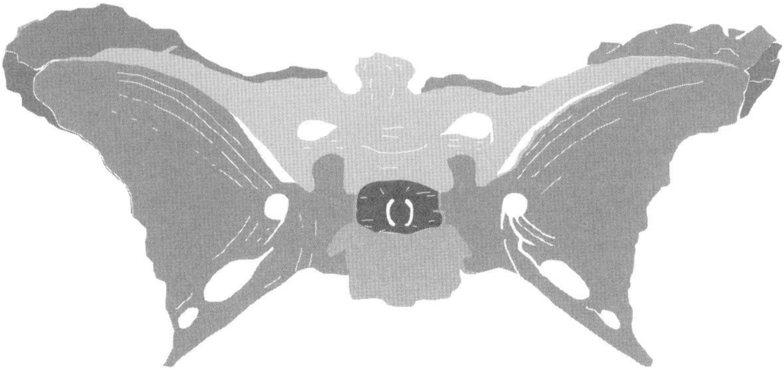

蝶骨（形狀特殊的骨頭）

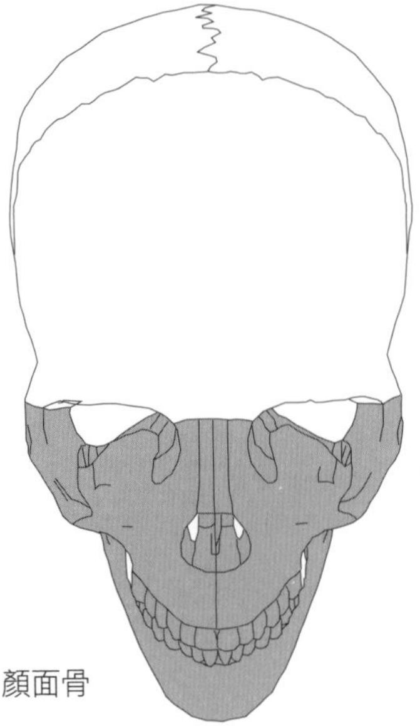

顏面骨（呼吸系統與消化系統）

顏面骨共有十四塊骨頭，分別是兩塊顴骨、兩塊淚骨、兩塊鼻骨、兩塊下鼻甲、兩塊腭骨、一塊鋤骨、兩塊上顎骨（又稱上頜骨）與一塊下顎骨（又稱下頜骨）。

這裡有許多細小的骨頭，想要記下每塊骨頭的名稱會很辛苦，因此初學者只要能夠想像整體的概略配置即可。

至少記得顏面骨包括兩塊顴骨、兩塊鼻骨與兩塊上顎骨就行了，這麼一來，困難度應該有降低許多吧？而這些骨頭都會與額骨相接。

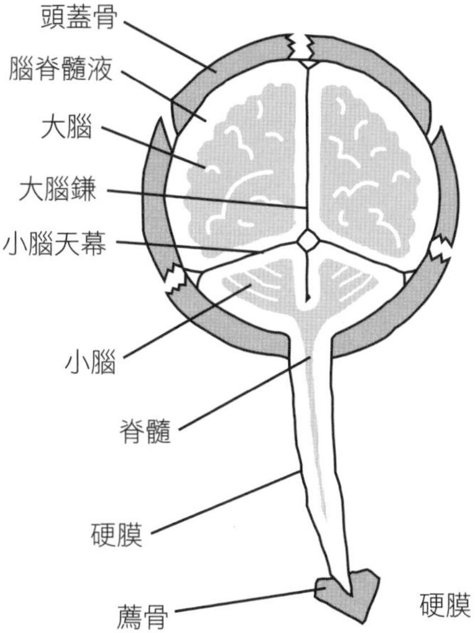

鼻子上方的兩塊骨頭是鼻骨；眼尾的骨頭是顴骨，顴骨同時與顳骨、蝶骨相接；長有上排牙齒的則是上顎骨，呈現左右各一塊的排列方式。

上顎骨的正中央有接合處，雖然這裡是舌頭經常會觸碰到的骨頭，與日常生活息息相關，但是似乎很多人都沒注意到這塊骨頭的存在。

硬膜：頭蓋骨的動作原動力

蘇澤蘭等頭薦骨研究者，研究「是什麼在驅動頭蓋骨」等問題，他們認為「頭蓋骨的原動力，應該是來自以硬膜為中心的頭薦骨系統，它的膨脹與收縮運動帶動了頭薦骨系統」。

硬膜位在頭蓋骨下方，是包覆腦與脊髓的袋狀物質，從頭部往脊椎延伸，直至薦骨，整體形狀就像蝌蚪。

「硬膜」這個詞讓人以為應該是又白又堅硬的物質，事實上，硬膜內裝滿了腦脊髓液，能夠保護腦袋不受衝擊或感染，因此比較像水球。

硬膜內還有比水球更複雜的大腦鐮與小腦天幕，前者會分隔出右腦與左腦，後者則會分隔出大腦與小腦。大腦鐮的前端與篩骨相連，小腦天幕的兩端則與蝶骨相連，兩者會在後腦交錯並根據彼此的緊繃程度來產生動作，藉此調整成平衡狀態。

大腦鐮與小腦天幕失衡，便會引發頭蓋骨緊繃，對單側硬膜造成異常的拉扯。腦袋本身不具有痛覺，但是神經會行經硬膜，使人感受到疼痛，目前醫學界認為這是造成偏頭痛的原因之一。

舒緩頭蓋骨中心位置的蝶骨，可以消除硬膜的異常緊繃，因此有偏頭痛問題的人不妨試試看頭薦骨按摩自療法。

硬膜的運作會透過週期性的膨脹與收縮，在全身各處反映出來，因此日本又稱之為「生命活動根源的呼吸」、「原始呼吸（Primary Breathing）」。

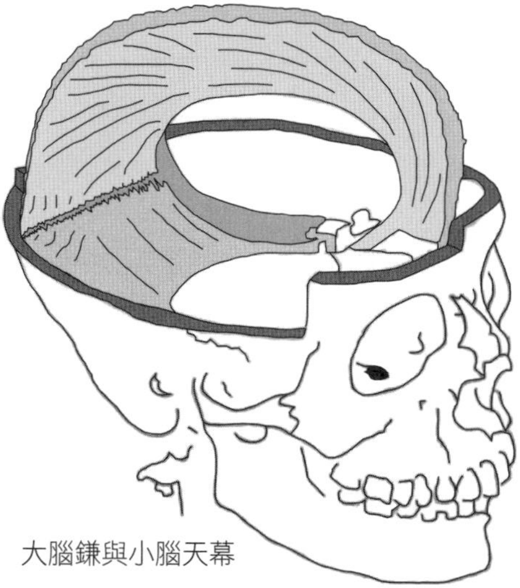

大腦鐮與小腦天幕

雖然這樣的膨脹與收縮在一般情況下，並不會產生足以令人注意到的動作，但是緊急時的律動卻會大得令人訝異。

我體驗過數次這種動作，它感覺起來不像肌肉在動，而是從體內產生的某種律動，因此體驗到的當下令我大吃一驚呢！

某位頭薦骨研究學者就在外科手術過程中體驗到如此的律動，這令他受到相當大的衝擊，甚至因此開發了獨特的手術方法。

腦部的動作環境

硬膜下方即是大腦。綜前所述，

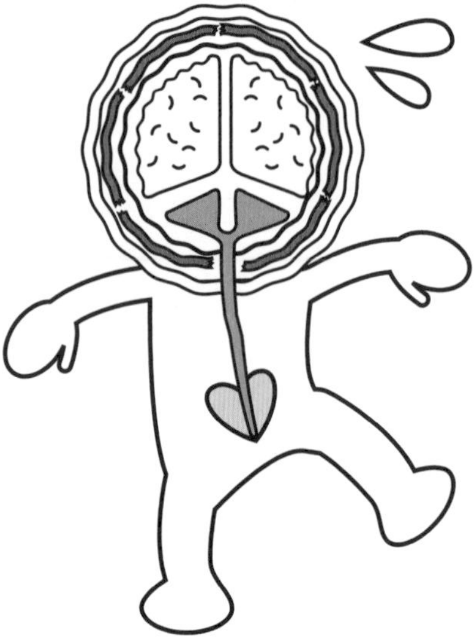

大腦的外側有頭皮、筋膜、肌肉、骨膜、頭骨、硬膜與腦脊髓液，防禦陣容非常堅強。

其實頭部還有許多要素，但是談得太詳細會顯得囉嗦，所以我只介紹與頭蓋骨按摩自療法有關的部分。為了使頭蓋骨按摩自療法成為實用的技術，我還是將資訊整理得簡潔一點吧。

總而言之，前述的各種組織共同組成腦的動作環境，進而影響腦的功能，環境若變差，就會對思考與行動造成負面影響——蘇澤蘭親自證實了這點。畢竟身體、腦與心靈是隨時互相牽連的，所以這種現象不足為奇。

舒緩頭蓋骨有助於引出人體的潛能；舒緩頭蓋骨能夠避免對腦造成過度壓力，亦可提升幹勁與動力，還會大量釋放多巴胺，提升腦的運轉速度與記憶力，相信運氣也會隨之提升呢！

第 2 章

頭薦骨按摩自療法的操作方法

九大注意事項

接下來，終於要開始學習頭蓋骨按摩自療法了，但在技術上仍有幾個必須注意的事項，請各位先記住下列九大注意事項，才能有效舒緩頭蓋骨。

①不要按壓與拉扯

頭蓋骨按摩自療法其實不是一般的按摩，也不是伸展運動，如果以較強的力道按壓或拉扯，反而會使頭蓋骨更緊繃。

很多頭部已麻痺的人都習慣這麼做，但是有些情況下這麼做可能會帶來危險，所以絕對不可以犯下這個錯誤。

此外，很多人一開始為了追求明顯的效果，雖然心裡想的是謹慎操作，但是手部動作卻不知不覺地過度施力。所以在你掌握了訣竅之前，應該花時間慢慢練習，畢竟你按的是自己的頭，當然必須格外謹慎。

②雙手並用

頭蓋骨是立體的結構，一個部位若有移動，會牽動其他部位。用單手去按，無法感覺到這股連動，所以應該使用雙手同時按住頭部的前面與後面、左側與右側，才能夠感受到各部位之間的關聯，如此一來才能提升技術。

此外，頭皮是一整片的皮膚，輕按一部分的皮膚，其他部分的皮膚也會被牽動，因此使用雙手舒緩頭蓋骨有助於提升效率。舉例來說，要撫平被單上的紋路，用雙手遠比用單手有效率，而頭薦骨按摩自療法也是相同的道理。

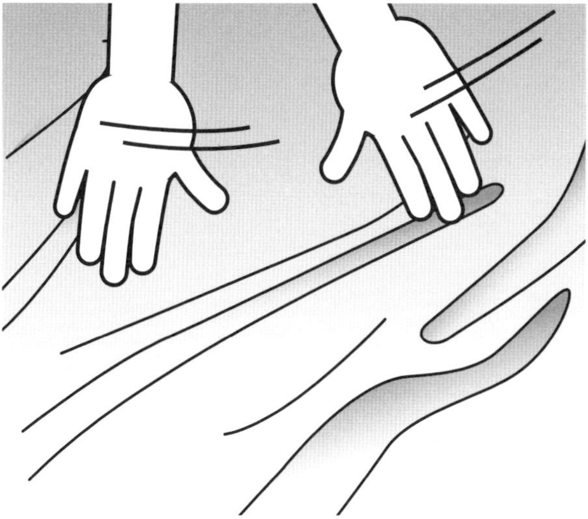

③半張著嘴進行

親手舒緩頭蓋骨時，如果不自覺地咬牙或是下顎緊繃，就無法獲得良好的效果。

所以按摩時，請半張著嘴，且緩緩地呼吸。

④注意姿勢

姿勢應該保持站立，或是坐在地板、椅子上，挺直背脊。

臉部朝向正面，在按摩過程中，注意不要將臉部朝下。

很多人做著做著姿勢就會走樣，所以一開始可以對著鏡子做，以便隨時確認姿勢（只有第3章的頭薦骨冥想必須仰躺）。

⑤身體不可以動

在舒緩的過程中，頭部與身體不可以隨著動作晃動。其他技術倒無妨，但是如果在頭薦骨按摩自療法過程中恍神跌倒，可能會造成嚴重後果，所以千萬要小心。

有時候我們會無意識地晃動身體，因此在熟練之前，應該看著鏡子來操作。

⑥不要將注意力集中在同一部位

當注意力集中在某一個部位，該部位會變得緊繃，無助於舒緩。因此，不要將注意力集中在頭部，應該要往外拓展。

想像你將意識從房間內拓展到房間外、從整個城市拓展到整個國家、從地球拓展到宇宙──就像看著衛星照片般，從高處審視著自己。你或許覺得這很困難，但是別想得太複雜，其實就是不要讓注意力集中於體內，透過想像將「意識」拓展至體外。

⑦不可以幫他人操作

頭薦骨按摩自療法的目的是促進對自我的了解，藉此提高身體的敏感度，簡單來說就是學習探索感覺器官。舒緩自己的頭部時，你能夠感受到自己身體的變化，也就是說，只有自己最清楚身體在操作過程中的感覺，因此自己親手操作較安全，若是幫他人操作，感覺會截然不同，比較不安全。

幫其他人操作，有許多必須事先做好的準備與禁忌，必須花時間參加訓練、學習才行。

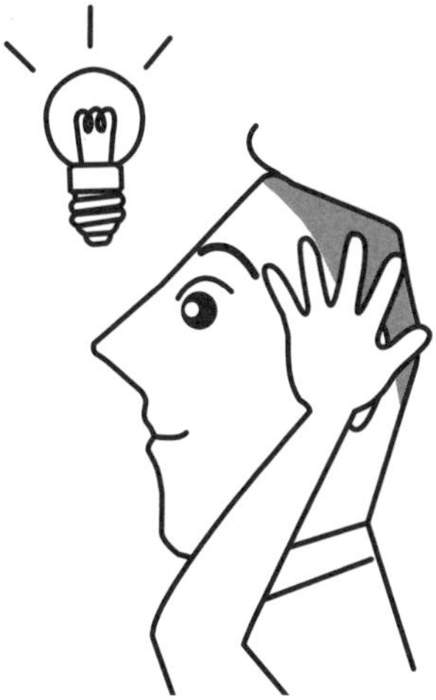

⑧頭薦骨按摩自療法引發的反應

這是會使身體產生變化的療法，所以操作過程中可能會出現短暫的疼痛與不適。這是因為藏在體內的緊繃與僵硬浮現出來了。只要正確地操作，就不會造成危險。但是如果感覺太強烈，仍應立即中止。

⑨不可以做的人

頭薦骨按摩自療法是一種自我開發，每個人都能夠藉由輕觸開發自己的身體，但這不是用來治病的方法。本書所介紹的技術都不屬於醫療行為，所以不可用來治療特定的疾病，只是要幫助大家更了解自己的身體。

雖然身體變健康，本來就會連帶地治癒某些疾病，**但是禁不起身體出現極端變化的人，以及體力明顯較差的人**都應酌量操作，尤其是輕觸就會痛或內出血的人，千萬不可以做頭薦骨按摩自療法。

操作方法解析

頭薦骨按摩自療法的基本動作，應該注意皮膚與筋膜。你說不定會想：「為什麼要舒緩的是頭蓋骨，卻跟皮膚有關呢？」事實上，關鍵就在皮膚。

舉例來說，按摩與推揉這兩種方式可舒緩肌肉。我也很喜歡一般的按摩與推揉，適度進行有助於放鬆，並使心情變好。不過幾乎每個人都按摩過肌肉，多半已很了解按摩與推揉所帶來的結果。

也就是說，光靠這些方法已經不可能再發現人體的新可能性了。

但是一般人並不熟悉皮膚與筋膜的舒緩技術，裡面還藏著相當大的可能性。這些可能性有助於舒緩頭蓋骨，提升人體功能。

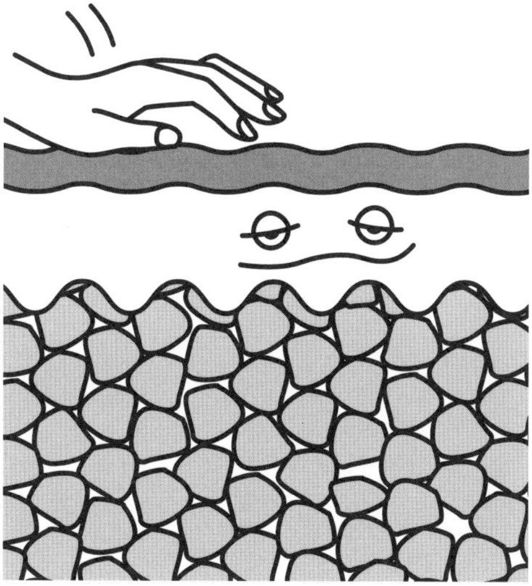

首先，我們從消除皮膚的緊繃與扭轉開始。改善這個問題，皮膚下方的筋膜就會隨著皮膚的移動而舒緩。以適度的壓力緩緩驅動筋膜，僵硬部分的筋膜就會溶解出膠狀物質。

如此一來，筋膜網路的緊繃即可改善，連帶地舒緩頭部與臉部的緊繃。當表面的皮膚與筋膜不再緊繃，原本被筋膜緊壓的頭蓋骨，就會自發性地膨脹，恢復初始的健康狀態。雖然肉眼看不到這些變化，但是用手輕碰，就能明顯感受到差異。

這部分的關鍵是，頭薦骨按摩自療法不能以手直接推按頭蓋骨，而是要透過舒緩表面的皮膚與筋膜，使內側的頭蓋骨跟進。

這感覺就像拉著彈簧，放開手後彈簧會因為彈性而恢復原狀。舒緩表面的皮膚與筋膜就像放開拉著彈簧的手，如此一來，效果才可深入內部。

同樣的道理，一如不剝香蕉皮便吃不到香蕉，頭蓋骨必須藉由皮膚與筋膜的牽動，才能夠獲得舒緩。

因此相較於「舒緩頭蓋骨」這個詞，或許用「讓頭蓋骨產生舒緩效果」來形容會比較貼切。所以請各位務必遵守本書教授的步驟，千萬別誤以為這是一種「直接撬開頭蓋骨」的技術，這樣可是會失敗的。

皮膚與筋膜的扭轉

試想，你在日常生活中，如果做一些比較不當的動作或姿勢，身上的襯衫是否會產生扭轉、拉扯呢？

當襯衫產生扭轉，身體就會被纏住，動彈不得。

其實皮膚也會產生類似的情況。問題在於，肉眼可以看到襯衫的扭轉，只要用手調整就能恢復原狀，但是我們根本看不到皮膚是否有扭轉，但放著不管就會變成身體的枷鎖。這是無法自己察覺的。

身體若處於如此狀態，又繼續做不當的動作或姿勢，皮膚就會扭轉得越來越嚴重，影響到下層的筋膜。

筋膜不像皮膚一樣有伸縮性，所以會扭轉得更嚴重。

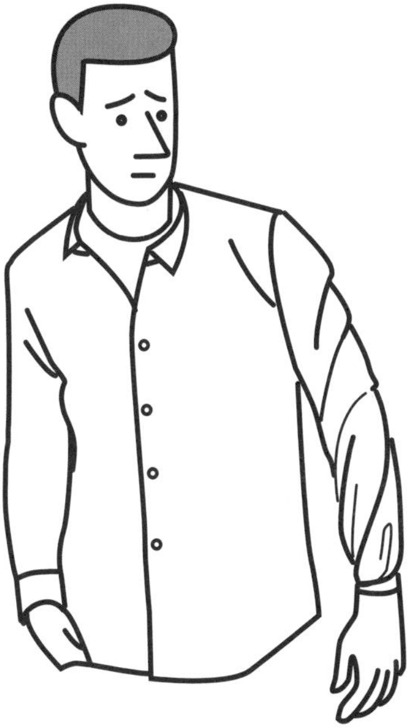

筋膜藏在層層交疊的肌肉之間，而且會往不同的方向發展，整體分布相當複雜（例如：從頭部往腳尖或指尖延伸）。因此，肉眼看不見的筋膜網路會呈現奇特的扭轉狀態。

當這種扭轉發生在頭皮，頭部會宛如戴上過緊的頭套，動彈不得。

因此，第一步要先針對身體的襯衫——皮膚，改善扭轉問題。頭部的皮膚包括臉皮與頭皮，兩者都屬於同一層皮膚，但是將身體切割成許多區塊的解剖學，卻將臉皮與頭皮視為不同的部位。

實際上，頭部、身體與四肢都是同一層皮膚，連嘴巴內部、腸胃、鼻腔與耳朵內部都是同一層皮膚。因此拉扯腿部與手臂的皮膚，也可能會牽動頭皮的皮膚。

皮膚本身的伸縮性相當高，因此稍微拉扯不會影響到其他部位的皮膚。

但是皮膚下的筋膜卻不是這樣，若皮膚的扭轉影響到伸縮性沒那麼好的筋膜，就會影響到全身的筋膜網路。想要學會頭薦骨按摩自療法，必須先了解這一連串的連鎖效應。

敏感度訓練（sensitive work）

手部太僵硬，就沒辦法流暢地操作頭薦骨按摩自療法。因此要透過敏感度訓練，讓手部與手指學會放鬆，並提升敏感度。

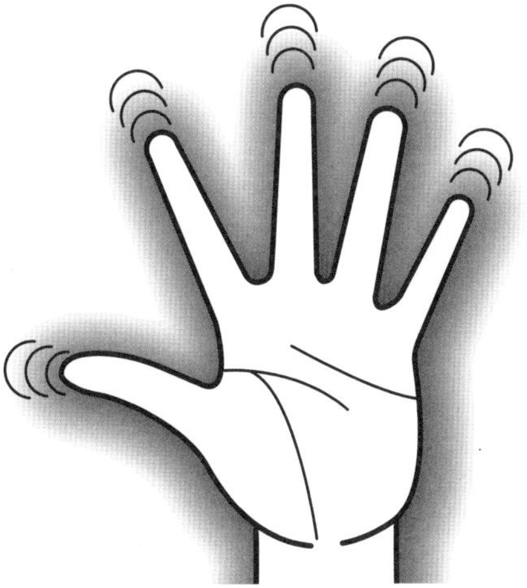

訓練❶

①甩動雙手，放鬆手部。

②看著自己的掌心。

③用心靈命令雙手「張開」——這時不應運用肌肉直接伸展雙手，而是要用想的。

④接著依大拇指、食指、中指、無名指與小指的順序，輪流微動每根手指。

這時的動作幅度必須相當微小，彷彿不能讓別人看到自己的手在動。

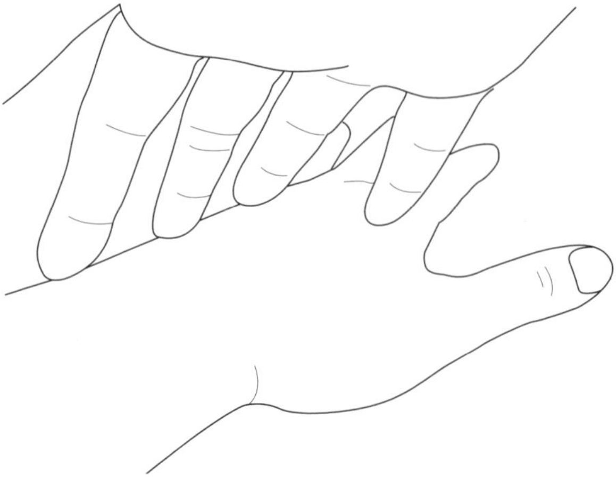

◆訓練❷

將左手靜置在桌面上，用右手輕觸左手靜脈上的皮膚，以手指極輕地觸動皮膚，只有皮膚輕輕移動。

反覆兩次之後，再用大腦命令手「停止」，這時同樣用想的就可以了。

只用腦袋思考、下達命令，就可以確認肌肉有沒有產生反應。

⑤接著望向自己的手背。和剛才一樣，依大拇指、食指、中指、無名指與小指的順序，輪流微動每根手指，反覆兩次之後，再用大腦命令手「停止」。

⑥完成後，再一次用大腦下達「張開」的命令，這部分的訓練就完成了。

訓練❷

①將左手靜置在桌面上。

②看著手背上的藍色靜脈。

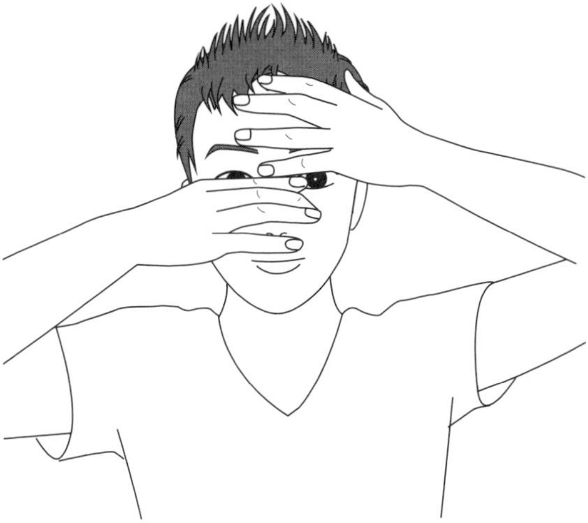

◆基本動作

將左手的食指、中指、無名指如圖縱向貼在額頭上，將右手食指與中指的第一關節貼在鼻骨的皮膚。接著，再將右手與左手分別往反方向，緩慢且謹慎地左右移動。找到能夠順利移動的方向，再將皮膚導往該方向，藉此舒緩額骨與鼻骨的接合處。

③請用右手的手指，輕觸左手靜脈上的皮膚。

④以手指極輕地觸動皮膚，這時要注意，不要動到靜脈，只要謹慎地使薄薄的皮膚移動就可以了。如果靜脈會隨著皮膚一起動，代表壓力過強，算是失敗。應該要僅有半透明的皮膚在動。

基本動作

接下來，試著整頓臉部皮膚吧！請將左手的食指、中指、無名指，像用雙面膠黏住手指與額頭般，縱向貼在額頭上，無名指必須貼齊眉毛線條。如果你掌握不到感覺，可以真的拿雙面膠來貼

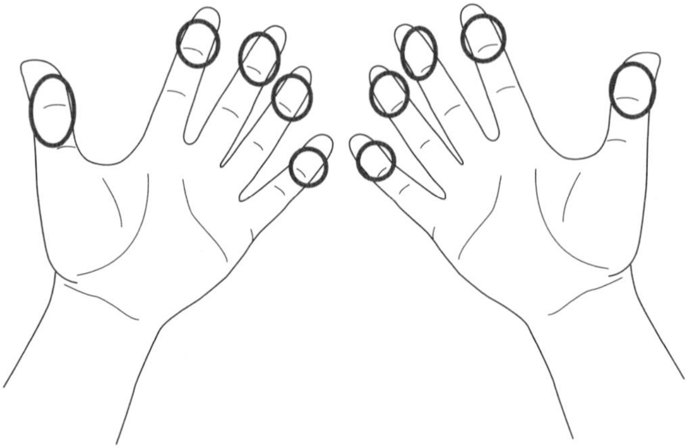

◆手指的使用方法

用指腹與第一關節接觸皮膚，不應施力按壓，應像蠑螈貼在玻璃上的感覺，輕輕貼在皮膚上。

貼看，確認手感。接著，將右手食指與中指的第一關節貼在鼻骨的皮膚。

接下來，以緩慢且謹慎的動作，將額頭皮膚帶往左邊，將鼻骨的皮膚帶往右邊。

接著再將額頭皮膚帶往右邊、鼻骨皮膚帶往左邊。依此方式交互進行幾次後，你就會注意到哪個方向移動起來比較順暢，那麼該方向就是正確的方向。

將皮膚導往正確的方向，即可舒緩額骨與鼻骨的接合處。這就是頭薦骨按摩自療法的基本動作。

接著將右手指擺在右臉頰上，左手指擺在左臉頰上，這時雙手仍應「輕貼」在皮膚上，不要施以按壓的力道。

貼在皮膚上的部位不是指尖，而是指腹與第一關節。如果使用指尖，很容易產生指壓的按壓

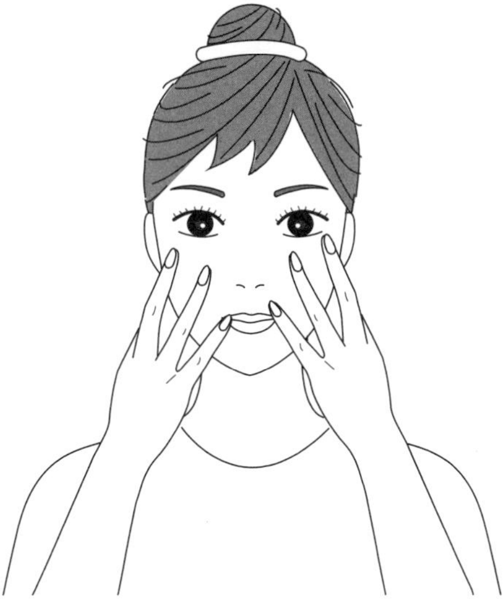

◆基本動作

將右手指貼上右臉頰、左手指貼上左臉頰，雙手同時往同方向緩慢地左右移動，觀察往哪一邊移動比較順暢，並調整成順暢的方向（上下、斜向等）。

力道，不適合用在頭薦骨按摩自療法。

手指請像蝾螈等兩棲類動物貼在玻璃上的感覺，輕輕貼在皮膚上。如果按壓皮膚，會使皮膚變得更緊繃，所以必須留意。

接著，將貼在臉頰皮膚上的雙手手指，一起往右邊移動。這時皮膚也會跟著往右移動吧？接下來，再往左邊移動，緩慢且仔細地重覆這兩個動作。

此時，手指與皮膚的接觸壓力（contact pressure）應該極輕——坦白說，每個人對這些描述的解讀都不同，因此施加的力道也不一，所以我其實希望各位可以去接受實際的指導，但是本書沒辦法做到這一點，所以請各位自己多加嘗試，找出正確的手感。

這就像把保鮮膜鋪在沙堆上，緩緩移動保鮮膜一樣。如果在移動保鮮膜的過程中，在沙堆上留下指印，就代表壓力太大了。

再舉個例子：假設在杯子裡裝水，將輕觸水面的手指往上提高一公釐，水就會膨脹似地黏在手指上（順道一提，我曾用尺量，發現最高可達三公釐）。身體約有八成是水分，因此這個例子用於說明施於人體的頭薦骨按摩自療法是非常適合的。

將皮膚導往較易移動的方向，可舒緩「皮膚的扭轉」。

以這種感覺移動皮膚，移動的幅度即可一點一滴地加大。

不能操之過急，要一邊緩慢移動，一邊觀察皮膚的反應與感覺。你將皮膚往左、往右移動時，是否有注意到比較好動與比較難動的方向呢？

此外，你應該能夠感受到，皮膚較容易拓展以及較難拓展的方向吧？皮膚若往較難移動的方向移動，你會感受到些許阻力。但是，為什麼往左與往右的感覺會不同呢？

這是因為皮膚的扭轉。

請緩慢且仔細地移動皮膚，從往左、往右的移動，改成往上、往下或斜向等不同方向的移動。

手要像在拉展保鮮膜一樣，輕輕把皮膚往阻力較少、較好移動的方向發展。

該怎麼讓河水更順利地流進大海呢？

答案是——將河水導向容易流通的路徑。

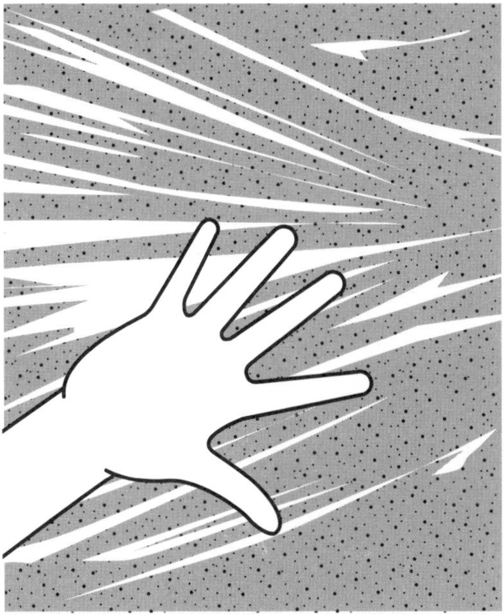

反覆執行這些動作，皮膚移動的幅度就會逐漸加大，慢慢地拓展至整個臉部，到時候你就會感受到整片皮膚的連動。

最後，手指的移動不會是左右移動，而是畫圓，皮膚的移動也會像蝸牛移動般順暢。

手指貼在皮膚上輕輕畫圓，就像在衝浪一樣。此時，皮膚下面的筋膜會被皮膚的動作牽動，並舒緩整個臉部筋膜網路的緊繃——這就是頭薦骨按摩自療法的基本動作。接下來的所有技術都是衍生自這個動作，所以請熟練這個動作。

舒緩臉部皮膚

接下來，透過前面介紹的基本動作，讓皮膚帶動筋膜，舒緩臉部各處的扭轉與緊繃吧！

臉部有各種用來表達情感的肌肉，亦即表情肌。總是很憂鬱的人，表情肌的筋膜就容易呈現扭轉狀態，必須慢慢地舒緩這些部位，奪回你原本開朗的笑容。

由於筋膜包覆著各種肌肉並相互連接，所以必須先在腦海裡勾勒「哪裡有哪種肌肉」，以及「整體肌肉的配置」。雖然頭薦骨按摩自療法不會像一般按摩一樣直接揉開肌肉，所以有關肌肉的知識其實派不上用場，但是如果完全不曉得肌肉的狀況，就會搞不清楚自己到底在做什麼。所以請你仍要仔細觀察左頁圖，記下大概的肌肉配置！

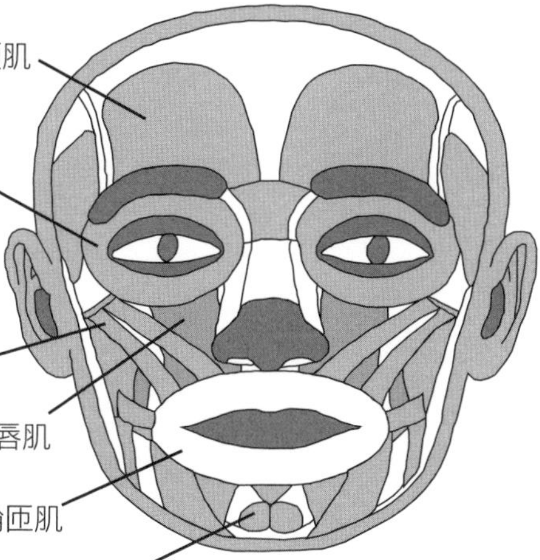

表情肌

應該有人會在操作過程中忍不住懷疑：「我做得正確嗎？」透過書籍自學，最困難的莫過於必須自己判斷正確性。

要判斷自己做得對不對，必須根據操作過程中的舒適程度來判斷。但是「舒服」其實可以細分成許多種感覺，而我指的是「讓人感到輕飄飄的放鬆感」。頭薦骨按摩自療法並非一般的按摩，不會在用力按壓後產生疼痛，也不會將疼痛視為按對穴道的信號。在頭薦骨按摩自療法中，只要覺得痛就代表做錯了，頭薦骨按摩自療法是嚴禁疼痛的。

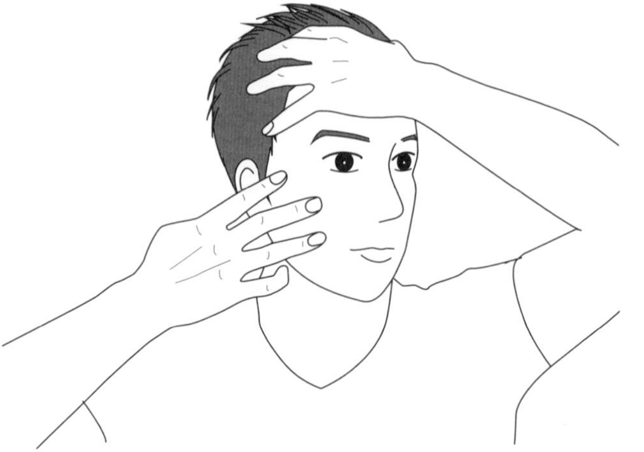

◆眼周與額頭
將輕輕打開的四根手指貼在額頭右側，右手四根手指同樣微張地貼在右頰，接著再輕緩地移動，藉此找到容易移動的方向。

眼周與額頭

眼周有眼輪匝肌，額頭則有額肌。

總之，先從右邊開始做吧！輕輕打開左手四根手指，貼在額頭的右側，右手四根手指也微張地貼在右頰。這時千萬別用力按壓喔！輕觸的方式就像雙面膠貼住皮膚一般。

接著，手指貼在皮膚表面上，開始移動手指吧！這時，你會感覺到皮膚如同保鮮膜般整體一起動。別忘了要緩慢且謹慎地移動喔！

手指動得太快會變成推揉，這樣是無法舒緩皮膚的。以極輕的力道牽動皮膚，動作會非常順暢。此時，同樣要嘗試各種方向，從中找到易動的方向，找到正確的方向就能慢慢拓寬移動的範圍了。

當皮膚移動的範圍變廣，即可牽動筋膜，而獲得舒緩。

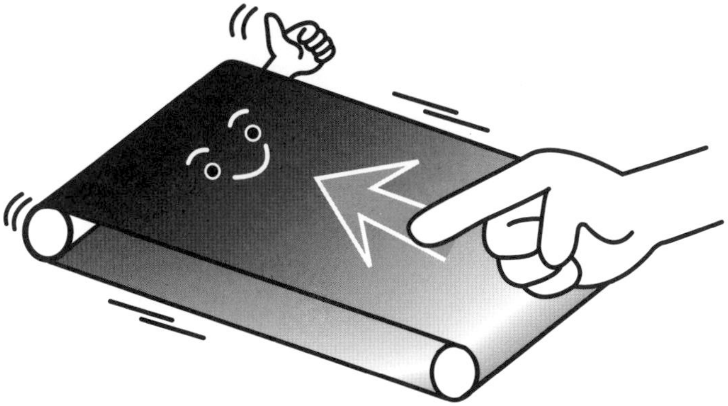

照理來說，應該是以手指帶動皮膚，但是筋膜舒緩之後，會變得像用皮膚帶動手指……這就是皮膚與筋膜的流動性。

接著往各個方向發展，即可繼續拓寬範圍。右臉做完請比較左右臉，你會不會覺得舒緩過的那一邊，變得有點不像自己呢？很有趣吧，只是輕輕觸摸就能輕鬆地舒緩臉部喔！

反之，如果用強烈的力道去拉扯，皮膚與筋膜都會產生排斥力，進而變得更僵硬緊繃。但是很多人誤以為做每件事都必須用力，否則不會有效，於是就漸漸地變成用力按壓——壞習慣真是可怕呢！

儘管我強調了這麼多次，肯定還是有人會用力拉扯皮膚。如果你有照我說的，輕輕地舒緩臉部，肯定會心情變好吧？

接下來，左臉重覆同樣的動作。我會用四根左手手指貼在左額頭、四根右手手指貼在左臉頰，但是你可以依自己感覺較順的方式，分配雙手的位置。

一定要遵守的規則是，必須輕而緩慢地在皮膚表面移動，並慢慢把皮膚引導至易動的方向。此外，手指移動的幅度不可太小，應該像撫平布料皺褶般，大幅度地移動。

習慣一般按摩的人若感覺到皮膚較難往某個方向移動，會不自覺地想做點什麼，但是硬是往難移動的方向推是無法消除皮膚扭轉的，反而會像將擰得很緊的毛巾更加扭緊一樣。這是萬萬行不通的！

鼻子與嘴邊

鼻子有多種肌肉。

首先，感受一下皮膚的流動性，將左手手指放在左臉頰上，也就是放在提上唇肌上；右手指尖貼在左側嘴邊的口輪匝肌。

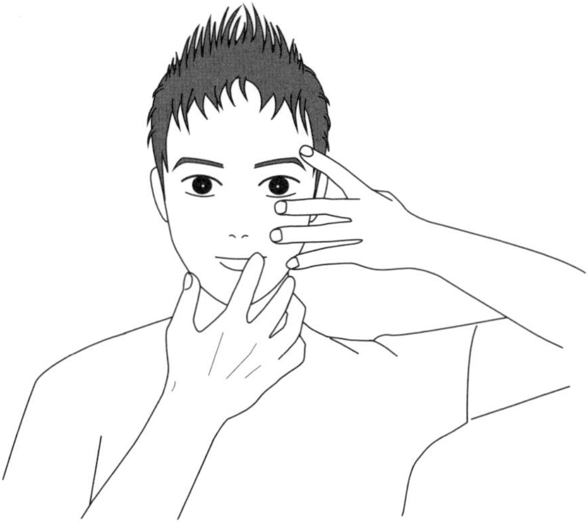

◆鼻子與嘴邊
輕輕張開左手四根手指，貼在左側臉頰，右手指尖貼在左側嘴邊的口輪匝肌，尋找皮膚容易移動的方向。舒緩範圍擴大了，鼻子就會變得暢通。

若我們看到討厭的事物，這些肌肉會收縮，產生扭曲的表情……例如把番茄醬灑在新買的白襯衫上，表情就會扭曲。

也就是說，這些肌肉很僵硬緊繃，所以要以手指輕輕地、緩慢地移動皮膚，耐心地尋找移動起來較順暢的方向，如果一直沒辦法順暢移動皮膚，就換個位置吧！只要舒緩這一帶的皮膚與筋膜，即能讓鼻子暢通，表情也會比較放鬆，展露開朗的笑容。

接著，請以相同的方式舒緩左側的臉。

顳顎關節

將左手食指、中指與無名指，貼在耳穴前面一點點的左顳顎關節，並將左手大拇指貼在左下顎的腮幫子上。

◆顳顎關節

將食指、中指與無名指貼在耳穴前面一點點的顳顎關節上，左手大拇指貼在左下顎的腮幫子上，尋找皮膚容易移動的方向。若順利舒緩此處，顳顎關節會較放鬆。

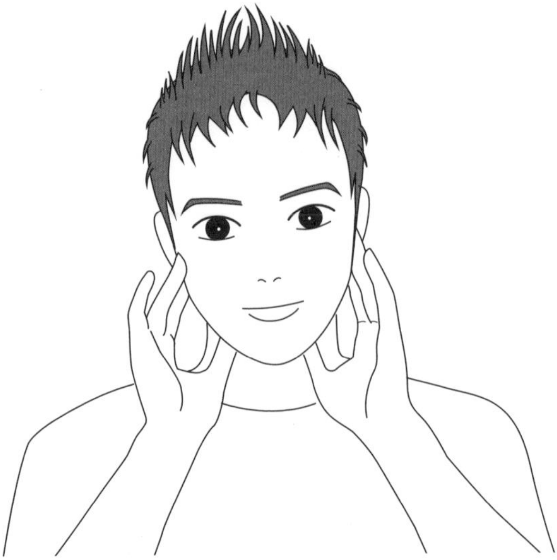

一邊移動顳顎關節附近的皮膚，一邊將手指往下顎的方向移動。

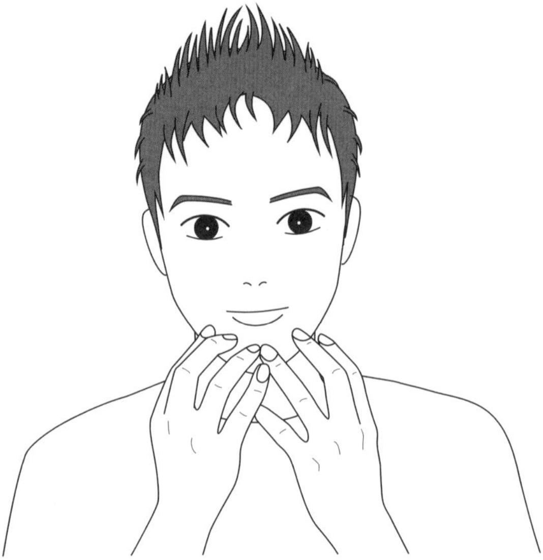

右側也一樣，用右手三根手指貼在右顳顎關節上，再將右手大拇指貼在右下顎的腮幫子上，輕緩地移動皮膚，謹慎地變換前後、左右、斜向，努力拓展皮膚移動起來很順暢的範圍。當皮膚與筋膜的舒緩範圍擴大了，顳顎關節便會更放鬆。

以手指移動皮膚時，手指要慢慢滑到下顎的位置。下顎有「頦肌」，位在下唇的正下方。「頦肌」的日文是用片假名「オトガイ（OTOGAI）」來表示，看起來很有趣，讓我不禁思考這個字是否源自國外的某種貝類（「貝」的日文發音「カイ（KAI）」與「ガイ（GAI）」相似）。但是我上網卻搜尋不到這方面的訊息，似乎只是因為「下顎」的日文叫作「頤（OTOGAI）」，而這個漢字的筆劃比較困難，所以許多專業解剖書就乾脆用片假名寫成「オトガイ」。（但是如果覺得困難，一開始便稱這塊肌肉為「下顎肌」不就好了嗎……）

「頦肌」是人感到悔恨時，嘟起下唇所用到的肌肉。如果經常露出這種表情就不帥氣了，所以請盡量舒緩這裡的肌肉，打造看起來很幸福又帥氣的表情吧！

舒緩了下顎，接著延伸到喉嚨與頸部吧！頸部的皮膚很容易大幅度移動，因此我認為這部位應該比較容易確認筋膜是否有舒緩。

◆喉嚨
將手指貼在喉結左右側，前後緩緩移動。順利舒緩了皮膚，移動範圍擴大後，請順勢將手指移向頸部側邊。

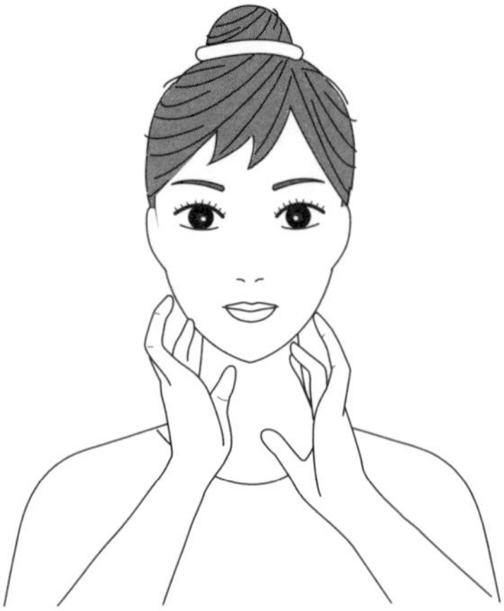

喉嚨

將手指貼在喉結左右側，前後緩緩移動。喉結是甲狀軟骨，你用手指輕觸就可以知道這塊骨頭很硬。日本有一種盔甲，名稱即來自於喉結呢！

喉結的正上方有一塊U形的舌骨，是舌頭的根部。舌骨位在身體深處，若太僵硬，有的人可能會摸不到它。

輕移喉嚨皮膚的時候，如果能夠順利擴大手指移動的範圍，就順勢將手指移動到頸部的側邊吧！

頸部的側邊

觸碰頸部的左右側，可以摸到非常堅硬的肌肉吧！這稱為「斜角肌」，它從肋骨連接至脊椎。

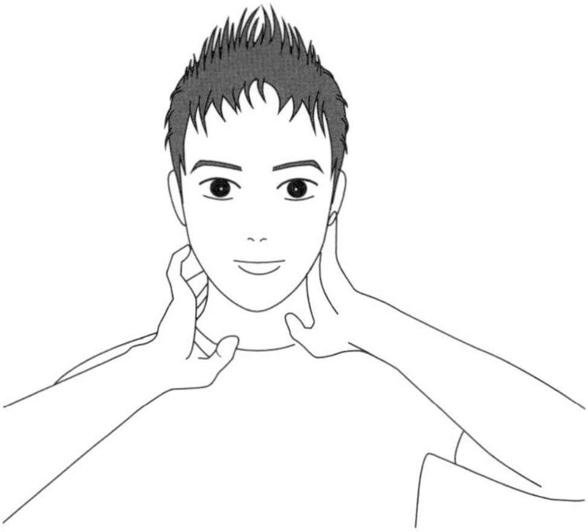

◆頸部側邊
頸部左右側具有又粗又硬的斜方肌。緩慢且大範圍地移動手指，就能舒緩斜方肌。應以手指第二關節貼在皮膚上，而且頭部不可以搖搖晃晃。

有些人的斜角肌硬得跟石頭一樣，甚至說：「我還以為這裡是骨頭！」

請用手指在這一處的皮膚上，緩慢地大範圍移動，以消除筋膜的扭轉、舒緩僵硬的斜角肌。

此動作請以手指的第二關節貼上皮膚。此外，在舒緩的過程中，請勿將頭部左右搖晃，應該對著鏡子確認自己是否有朝向正面，一邊舒緩頸部側邊，一邊將手指移向後頸。

後頸

手指移動到頸部後方，斜方肌便會凸出。若後頸的皮膚可以移動，斜方肌就會變得柔軟，這代表你已經成功舒緩了，此時手指可以繼續貼到腰背肌上。

◆後頸

現在要舒緩的是後頸的斜方肌，舒緩成功後，就可以將手指移向腰背肌。

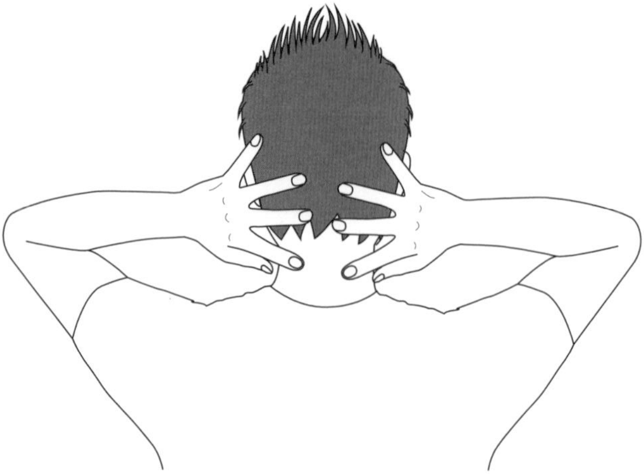

做完這些動作，整個臉部便舒緩完畢了，你的整張臉應該都很放鬆吧！這些動作能夠使皮膚更有彈性，充滿光澤且緊實，有助於改善細紋，看起來更年輕！此外，舒緩了臉部，就能自然展露開朗的表情，心情也會愉快許多吧！

究竟是快樂的心情製造了笑容？還是笑容製造了快樂的心情呢？

基本上兩者皆是。但是裝出來的笑容與發自內心的笑容，會動用到不同的肌肉，所以前者看起來比較不討喜，而且久了會使心理生病、疲憊。所以必須一直掛著職業笑容的人，可透過舒緩皮膚與筋膜，讓臉部放鬆、容光煥發。

舒緩頭蓋骨

舒緩臉部完畢，延伸至頭部吧！做法與前面相同，但舒緩頭蓋骨和臉部最大的差異在於頭部有毛髮，手指沒辦法隔著頭髮滑動頭皮。因此請張開五指，像梳子般插進髮間，讓髮根處跟著手指移動。沒有頭髮的人只要讓手指像貼雙面膠一樣，把指腹貼在頭皮上即可。

舒緩頭部必須使用到整個掌心，而不只有指腹與第一關節。請看下一頁的插圖，將手掌與手指想像成三條線。

將四指的第一關節相連視為一條線、四個手指根部相連視為一條線、拇指根部的肌肉到小指下方視為一條線。手觸碰頭皮時，這三條線應該施加均等的壓力，使手掌心如吸盤般貼在頭皮上，整個過程中都要保持這個姿勢。

消除了頭皮與筋膜的扭轉，掌心與手指就能感受到頭蓋骨因舒緩而膨脹。你實際操作看看就能體會這種感覺，這是頗具衝擊性的體驗喔！

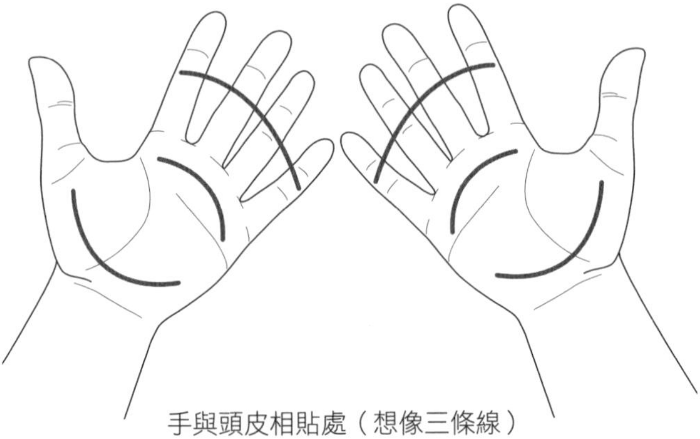

手與頭皮相貼處（想像三條線）

探索未知的領域、發現新事物，原本就很令人驚喜，而且頭薦骨按摩自療法所帶來的舒適感還會給人一種「擴散開來」的獨特感受。

接下來，請盡量觸摸太陽穴、耳周、後腦杓、頭頂與額頭等處吧！去感受舒緩頭蓋骨的感覺。當緊繃的頭蓋骨漸漸舒緩下來，你的意識就會往外拓展，彷彿頭內有塊非常遼闊的空間，產生一種快感。

舒緩頭蓋骨的動作

想要成功舒緩頭蓋骨，先決條件是必須透過前面介紹的方式，充分了解、熟悉皮膚與筋膜的舒緩方法。

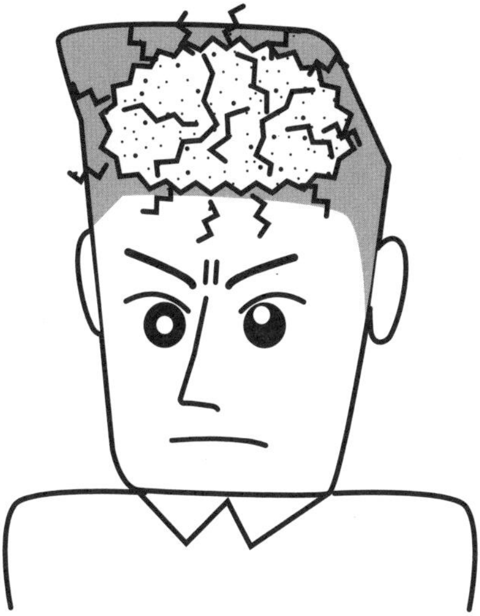

若不依照皮膚牽動筋膜的舒緩順序，就沒辦法進展到舒緩頭蓋骨的程度。

此外，不要將注意力集中在頭蓋骨上，這點很重要。如果一直去注意頭蓋骨上的動靜，甚至是腦內的感覺，反而會使頭蓋骨更僵硬，無法達到舒緩的效果。試想，如果有人一直盯著你的身體某部位，你是不是會緊張呢？如果他窺視的是你的體內某處，肯定會更緊張吧！

頭薦骨按摩自療法所造成的變化與動作非常精細，如果將注意力集中在這些動作，會造成超乎想像的影響。為了避免注意力集中在體內，請盡量將注意力往外拓展，範圍越大越好，想像意識漂浮到地平線之上，甚至是宇宙盡頭等遼闊無邊的地方吧！

把頭蓋骨想像成不在頭殼內部，最簡單的方法是想像十公尺寬的巨大頭蓋骨，這樣注意力就不會塞進頭殼裡，能夠順利地讓意識往外拓展。

舒緩顏面骨

到目前為止，我們都在舒緩臉部、下顎、喉嚨與頸部一帶的皮膚與筋膜。接下來，請重新操作這一連串的程序，但是這一次要一邊操作，一邊想像顏面骨的樣貌。

雖然想像的畫面越正確越好，但是只想像出大略的樣子也無妨，就算像漫畫一樣也沒關係。在此之前，請先觀察左頁插圖，確認各部位的接合狀況，以及大概的相對位置。

舉例來說，顴骨連接了額骨與上顎骨，所以舒緩這一帶時，要想像如何舒緩這個接合處，想像將顴骨打開的畫面。你的操作過程應該與腦中的想像畫面同步進行。

舒緩鼻骨與額骨的接合處，應該將左手手指貼在額頭、右手指貼在鼻頭，輕輕地在皮膚上滑動，慢慢地舒緩接合處。

摸到「好像能夠拓展移動範圍」的部位時，請繼續擴大範圍。遵守皮膚↓筋膜↓顏面骨的舒緩順序，不斷地將欲舒緩的部位導往易動的方向，持續進行就能夠舒緩到更深層的部位。

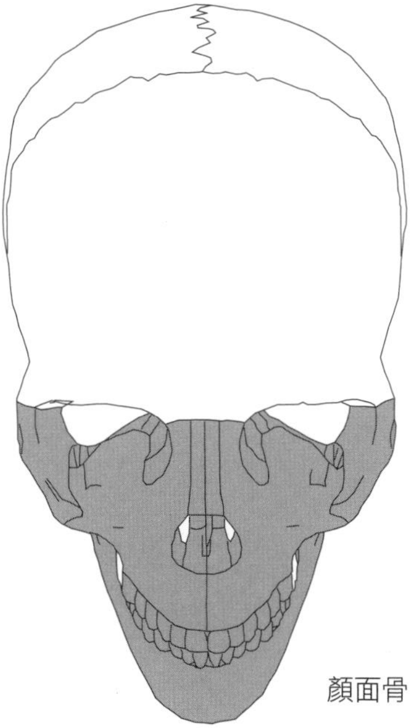

舒緩顳骨

右邊太陽穴

接下來要舒緩顳骨，請從右邊太陽穴開始。太陽穴位於蝶骨上，且會連接顳骨、顴骨、額骨與頂骨。

請半張著嘴巴，放鬆下顎。

接著將雙手的手指貼在右邊太陽穴的旁邊，想像自己在舒緩這一帶的骨頭接合處。找到皮膚易動的方向，使底下的筋膜隨之舒展。這時，想像蝶骨與其他骨頭的接合處，就能順利舒緩，並使頭蓋骨整體的形狀逐漸產生變化。

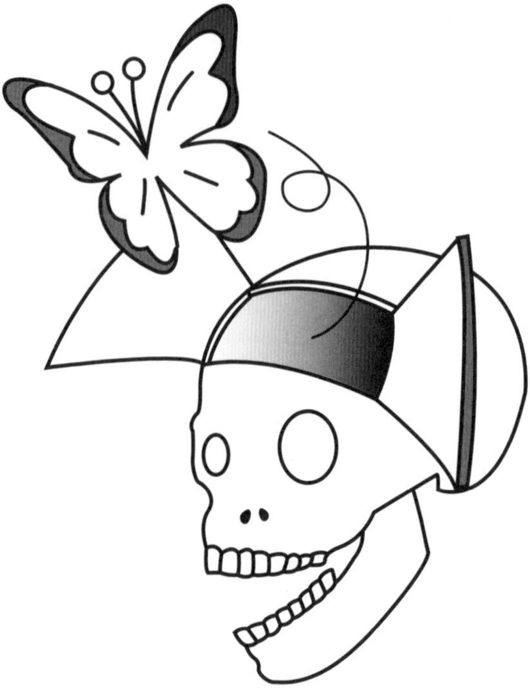

手指請將皮膚輕緩地往易動的方向移動，嚴禁強行推動。為什麼必須輕緩地移動呢？因為皮膚的大範圍流動性跟不上過快的速度，移動得太快只會產生局部變化而已。

為了在舒緩頭蓋骨的同時，改善骨頭接合狀況，必須慢慢改變手指貼合皮膚的位置。如果一直停在相同的位置，動作的範圍會受限，應該將手指移動到額頭、頭的側邊、後腦杓等位置，才有助於舒緩右邊的太陽穴。

由於每個人的頭蓋骨緊繃狀態都不同，因此顱骨的變化狀況因人而異，產生的反應不盡相同，手指應該貼合的位置當然也有所差異。所以操作過程中必須隨時注意手感，努力把皮膚導向有反應的方向與位置，藉此擴大舒緩範圍。

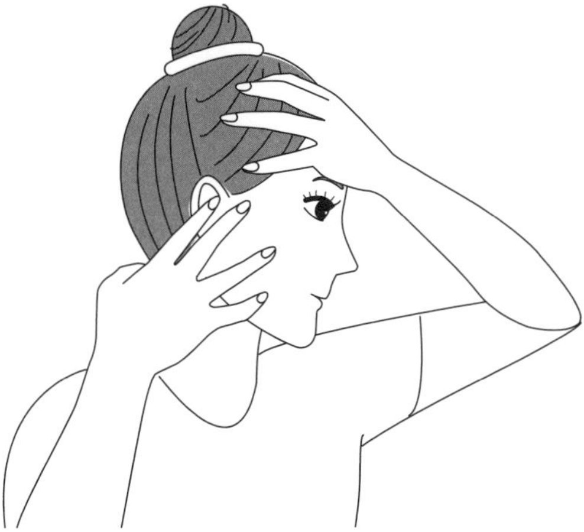

◆右邊太陽穴

將雙手的手指貼在右太陽穴附近，想著要舒緩這一帶的接合處，並將皮膚導往易動的方向。舒緩成功後，骨頭的接合狀態會產生變化，這時手指的貼合位置要跟著改變。

這就像憑直覺進行的即興演奏，也像陶藝家將手指放在旋轉的陶土上，不斷地視情況改變手勢一樣。只要觸碰到關鍵位置，就能打造優美的頭蓋骨形狀，猶如創造一個完整的藝術品。

右耳周邊

舒緩太陽穴完畢，接著移向右耳周邊的顳骨吧！

顳骨連接蝶骨、頂骨、枕骨，以及耳穴略前方的顎關節，因此牙齒的嚙合狀態對此處的影響很大。或許頭蓋骨的歪曲與僵硬，就起始於顳骨呢！

顳骨具有控制下顎動作的顳肌，以及控制耳朵動作的耳肌。有些人甚至能驅動耳肌，使耳朵像兔耳朵一樣抖動。

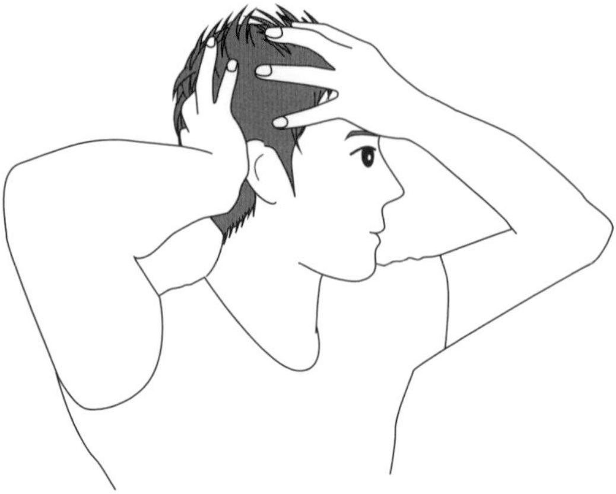

◆右耳周邊

張開左手指，像梳子一樣插入右耳上方的頭髮，右手同樣像梳子一樣，沿著右耳後方的枕骨與額骨的接合線（人字縫）插進頭髮，想像自己在解放顳骨。在操作過程中，將頭皮導向目標方向，舒緩以顳骨為中心的區塊。

張開左手的手指，像梳子般插入右耳上方的頭髮，手掌輕輕地覆在右邊太陽穴。

右手同樣像梳子般，沿著右耳後方的枕骨、頂骨接合線（也就是人字縫的線條）插進頭髮，想著自己要解放顳骨的接合處。

這時當然不能將注意力放在頭部，請將想像中的骨骼圖放大，不要局限於頭殼內部，並透過掌心與手指的細微動作，由頭皮牽動筋膜，逐步舒緩。這時請以緩慢且慎重的方式，將頭皮導向易動的方向。

以顳骨為中心，慢慢地從接合處開始舒緩整個頭蓋骨，你一定有覺得頭部變得更輕盈、放鬆吧！在操作過程中，別忘了舒緩從頭皮往耳穴方向的接合處，舒緩這一帶能夠改變耳朵聽聲音的方式，使聽覺更敏銳喔。

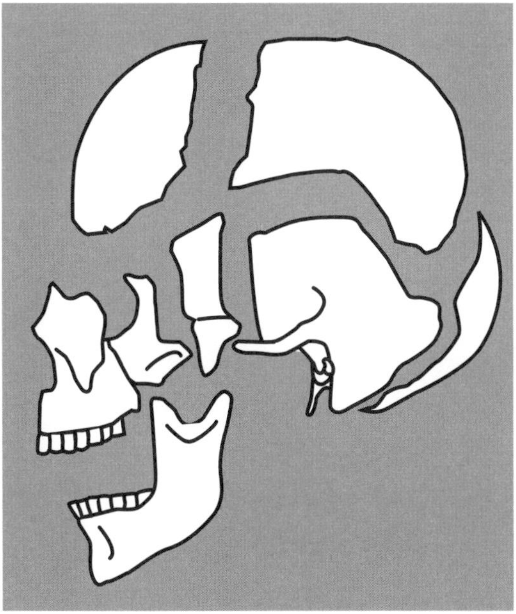

右耳後側

接著把手移向右耳後側，這一帶有顳骨、頂骨與枕骨的交會點。

此交會點有一個帥氣的名稱——星點（Asterion），所佔範圍相當大。

將右手指以梳子的方式插進右耳上方的髮間，左手指插進右後腦杓髮間。接著，將右手的大拇指貼在枕骨的右側底部。如此一來，手掌應該就能剛好貼合頭部。

◆右耳後側

右手像梳子一樣插入右耳上方的髮間，左手插入右後腦杓的髮間，並將右手大拇指貼在枕骨右側底部。輕輕移動頭皮進而牽動筋膜，你就會感受到頭蓋骨放鬆下來。

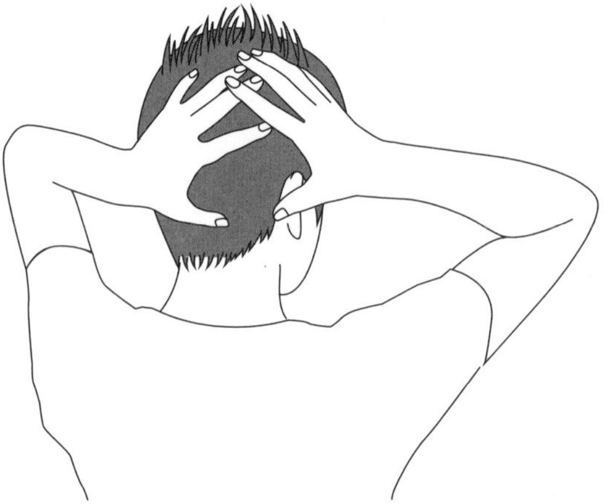

這一帶有許多頸部的肌肉，可以輕易摸出筋膜的狀態，感受到筋膜化為膠狀溶出，再慢慢舒緩的感覺。在這狀況下以右手大拇指舒緩枕肌與斜方肌的筋膜，就會相當順利。

順利完成上述步驟，你會有一種腦中瞬間變開闊的感覺，雜念也會隨之減少。

頭部左側

剛才只有舒緩右側，所以現在你應該可以明確感受到左右兩側的差異吧！接下來請將前面一連串的步驟，轉而實行在頭部左側。

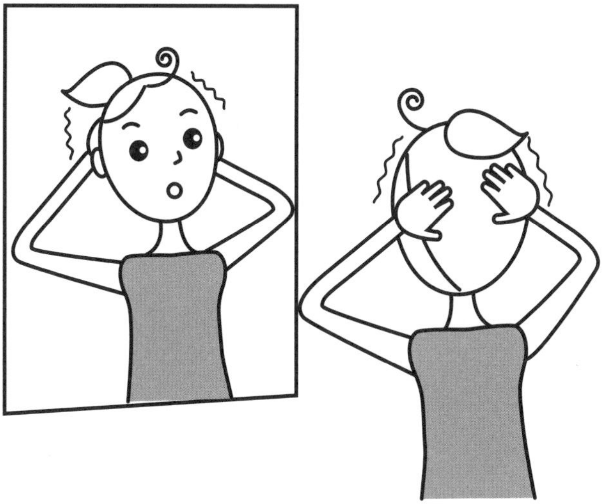

現在要舒緩的是左太陽穴至左耳一帶，以及左耳的後側。這能使頭部與頸部達到平衡，調整所有背部的骨骼。在操作過程中，必須正面朝向鏡子，確認自己的姿勢是否正確。

這時要注意的不只有頭部與臉部，還必須留意身體的各個區塊。若有順利舒緩頭蓋骨，你應該會覺得腰部產生了變化。有時候甚至能夠透過舒緩頭部，使全身更協調呢！

舒緩篩骨

篩骨位在鼻骨與上顎骨深處，所以必須先舒緩表面的骨頭。

將左手的食指、中指、無名指縱向貼在額頭上，其中，無名指應沿著眉毛線條貼上皮膚。接著再將右手食指與中指的第一關

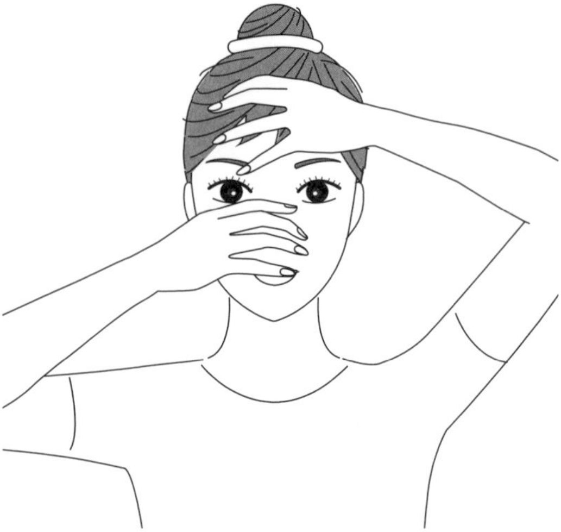

◆舒緩篩骨

將左手的食指、中指、無名指縱向貼在額頭上，無名指應沿著眉毛線條貼上皮膚。接著，將右手食指與中指的第一關節，貼在鼻骨的皮膚上。分別往左右兩側移動額頭皮膚與鼻骨皮膚，且雙手緩緩地反覆交換方向，將皮膚導向易動的方向，舒緩額骨、鼻骨與上顎骨的接合處。

節，貼在鼻骨的皮膚上。

貼在額頭的手指往左，貼在鼻骨的手指往右，並反覆交換方向，緩緩地移動皮膚。將皮膚導往易動的方向，即可舒緩額骨、鼻骨與上顎骨的接合處。多方改變手指的位置，這些部位就會變得越來越放鬆。

持續這個動作，即可舒緩位於眼球之間的篩骨。

請注意，手並沒有特定的擺放位置，因此在操作過程中要想像篩骨的位置，將皮膚導往易動的方向。

舒緩篩骨所帶來的連鎖效應，能夠改善頭蓋骨的緊繃。但是舒緩「篩骨」屬於高級技術，必須先熟練基本動作，直到你

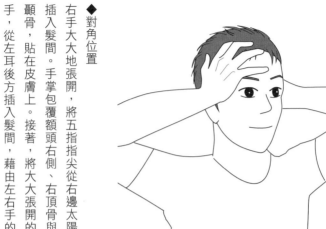

◆對角位置

右手大大地張開，將五指指尖從右邊太陽穴插入髮間。手掌包覆額頭右側、右頂骨與右顳骨，貼在皮膚上。接著，將大大張開的左手，從左耳後方插入髮間，藉由左右手的掌心與手指進行舒緩。

能夠確實想像出準確的骨頭形狀與位置，再來進行。有些人總是急著操作，跳過了許多細節，所以大家應特別留意這種壞習慣，欲速則不達啊。

對角位置

右手大大地張開，將五指指尖從右邊太陽穴的位置插入髮間。

整個手掌以包覆額頭右側、右頂骨與右顳骨的方式貼在皮膚上；左手同樣大大地張開，從左耳後方插入髮間。

接著，利用雙手手掌與五指移動頭皮！這些位於對角位置的骨頭是整個顱骨中較易舒緩的部分，能夠輕易地以手感受到它的改變。操作時，臉部要記得朝向正前方。慢慢舒緩頭皮到肩膀、背部的皮膚，就能夠舒緩到背骨深處。完成這些步驟後，請反方向再做一次。

眼尾的拉展與收縮

額骨與顴骨的接合處在眼尾。前文一連串的動作，不僅能充分舒緩頭蓋骨，還會對左右顴骨的接合處產生影響，同時舒緩篩骨與蝶骨。

將展開的右手虎口貼在額頭上，大拇指放在右眉毛的邊緣，食指與中指則貼在左眉毛邊緣附近。

左手虎口同樣也展開貼在臉上，這時大拇指要貼在左顴骨，食指與中指則貼在右顴骨。

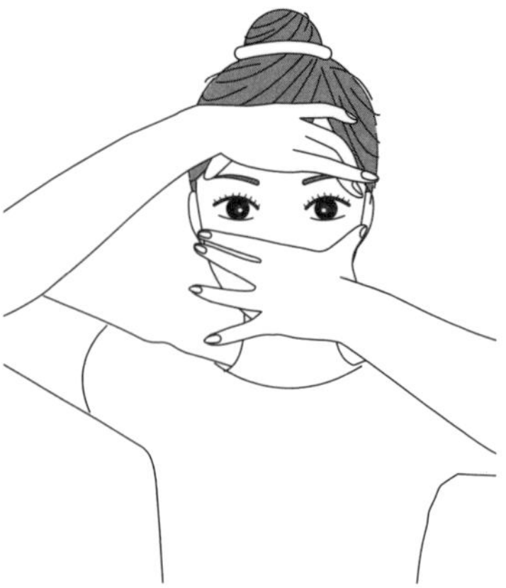

◆眼尾的拉展與收縮

將展開的右手虎口貼在額頭上，大拇指放在右眉毛的邊緣，食指與中指則貼在左眉毛邊緣附近。

左手虎口同樣也展開貼在臉上，這時大拇指要貼在左顴骨，食指與中指則貼在右顴骨。

動作❶（上下開闔）：以右開－左闔～左闔－右開的方式交錯進行。

動作❷（左右扭轉）：以額右－額左～額左－額右的方式交錯進行。

動作❸（上下開闔）：以額上－額下～額下－額上的方式交錯進行。

動作❹：將動作❶～❸合在一起。

動作❶

右拇指往上的同時，左手食指與中指往下，拉開右側太陽穴的皮膚，進而鬆開右頰骨與額骨的接合處。

此時的動作要像縮起左邊太陽穴的皮膚一樣，將左手大拇指往上移，右手食指與中指往下。完成後再反過來拉展左太陽穴的皮膚，縮起右太陽穴的皮膚，緩慢且慎重地重覆這一系列的動作。

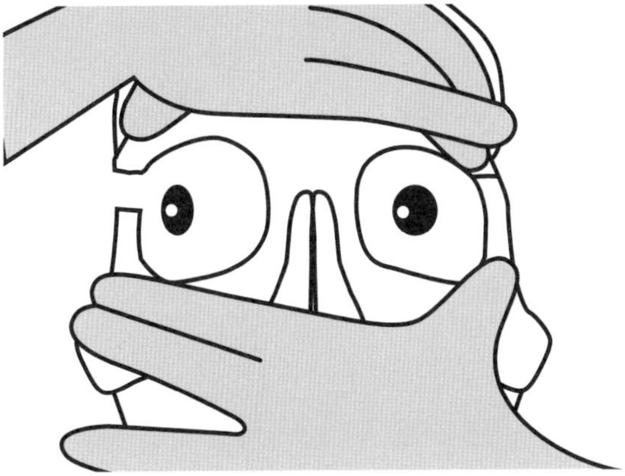

你覺得哪一邊比較好拉展呢？

找到比較好拉展的方向，再針對此方向進一步操作吧！

動作❷

改變手指的移動方向。手指的位置保持原樣，但是改用右手將額頭向右移，用左手將**兩頰骨**向左移，就像把臉部朝左右扭轉一樣。

這時手部不要施力，緩緩地移動皮膚並持

續交換方向，找到了易動的方向。找到後只要重覆上下左右的動作，就能舒緩緊繃的部分，有些人甚至會發出類似摩擦的聲音呢。

動作❸

用右手將額頭皮膚往上提，左手將兩邊太陽穴的皮膚往下拉，動作一樣要很輕緩；第二次動作反過來，輕輕將額頭皮膚往下拉，兩邊太陽穴的皮膚往上提，並重覆這兩個動作幾次。

雖然這個動作只是使左右側的皮膚與筋膜上下開闔，但還是要謹慎。

動作❹

接下來將動作❶～❸合在一起，感覺皮膚與筋膜舒展開了，再慢慢地拉寬範圍，並加上畫圓的動作，同時舒緩眼睛周邊與頭的中心部位。

冠狀縫的CRI舒緩法

冠狀縫是指額骨與頂骨的接合處，這兩塊骨頭的下方，藏著具有重要功能的腦前額葉。消除了額骨的緊繃，意識也會出現明顯的改變，使思慮變得較冷靜沉穩。但

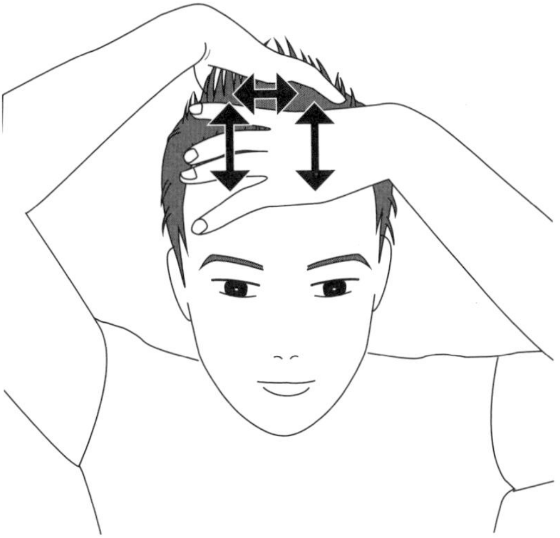

◆冠狀縫的CRI舒緩法
張開左手將大拇指與四根手指插進髮間，貼在略高於額頭髮際線的位置；右手同樣張開，貼在頭頂。
接著，左手將頭皮帶往額頭的方向，右手將頭頂皮膚往後帶，整個動作約花四秒鐘，接著再花四秒做反向的動作。

是此處相當敏感，因此操作過程必須格外留意。

請運用頭蓋骨的週期性動態，來舒緩此處。

先張開左手，將大拇指與四根手指，貼在略高於額頭髮際線的位置（這邊指的是一般情況，先向髮際線特別高的人說聲抱歉）。

右手同樣張開，貼在頭頂。

接著，左手將頭皮帶往額頭的方向，右手將頭頂皮膚往後帶，整個動作約花四秒鐘，並想像自己是在舒緩冠狀縫。

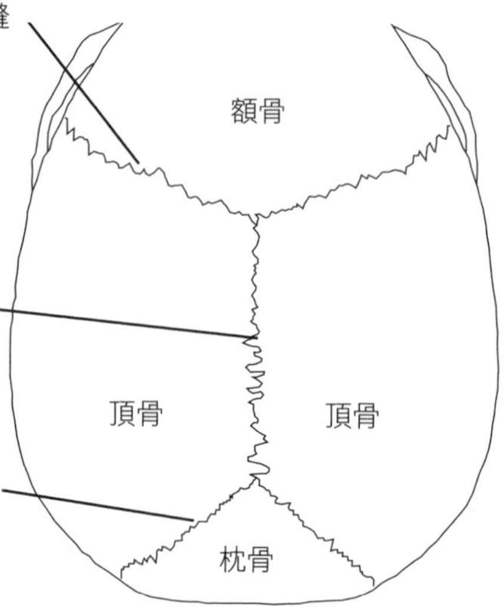

頭蓋骨上側的接合

接著，花四秒使兩手靠近，像要將皮膚縮起來一樣，但是手的動作要保持細微輕緩。

這個每階段各四秒的膨脹與收縮稱為「CRI週期」，整個週期共八秒。CRI週期本來是硬膜所產生的動作，但是也可以像這樣由手來帶動。

這有點像頭薦骨的人工呼吸，請反覆進行數個週期。右手往後的動作若再加上右手手指往左右打開的動作，還可以舒緩頂骨的矢狀縫，舒緩額骨與頂骨的交會點。

有些人會看著時鐘計算精準的秒數，大多數的人則會自己計數，但是通常嘴巴數的一秒，實際上只有半秒，因

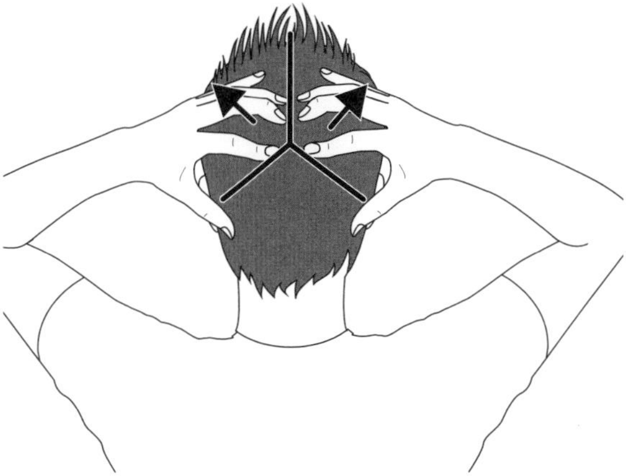

◆矢狀縫與人字縫的CRI舒緩法
用雙手的食指貼在人字縫的交會點，並以矢狀縫為中心，將中指、無名指與小指縱向貼在頭皮上，先進行四秒的拉展運動，再進行四秒的縮起運動，並重覆這兩個動作。

此你可以將數四秒改成數八秒，總共變成數十六秒。不過，有些急性子的人就算數了十六秒，說不定也沒有真正滿十六秒。

絕對不可以強行做出太大的動作，一旦覺得疼痛或不舒服就要立即暫停，因為這代表你做得太過火了。基本上，動作的幅度只需要一公釐以下。此外，應該要盡力避免不自覺地按壓頭部。

矢狀縫與人字縫的CRI舒緩法

矢狀縫是左右兩塊頂骨的接合處，人字縫則是枕骨與頂骨的接合處。摸後腦杓會摸到往外隆起的圓弧，這稱為枕外隆凸。而略高於枕外隆凸的人字縫頂點，就是人字縫與矢狀縫的交會點。

將雙手的食指微曲、按在交會點上，再以矢狀縫為中心，縱向排列中指、無名指與小指。這時請將手指張開，如梳子般插入髮間貼在頭皮上，若大拇指貼在星點（位於顱後部兩側，是枕骨、頂骨、顳骨在乳突根後上方的交會點）上，就是正確的擺法。

這個動作與施於冠狀縫的動作是一樣的，請善用CRI週期。以人字縫的頂點為中心，花四秒拉展頭皮，再花四秒將頭皮縮往交會點。

這時應巧妙地控制手指，慎重執行這些細微的動作。此外，還要想像接合處的位置關係。

將頭皮導往額骨

依序完成本書介紹至此的動作，頭蓋骨應該已經變得很放鬆了。雖然我們一直都是分區將頭皮導往易動的方向，做精細的動作，但是最終仍必須將整片頭皮導向一致的方向。光是依順手方向移動頭皮，沒辦法整頓出恰到好處的均衡度。其實皮膚有正確的方向，以及各部位交會的支撐點。

天文學自古以來就因為天體繞著北極星轉，而將北極星視為神聖的象徵。人體也有如此神聖的部位，那就是額骨。

額骨下方有大腦前額葉皮質區，其他動物沒有這個部位，而這裡是人類創造力的來源。將頭皮集中導向此處，能夠讓額骨較放鬆。反之，如果此處的頭皮拉得太緊，額骨也會陷入緊繃狀態，甚至會對額骨施加壓力。因此，將此處的皮膚導往何處，將影響整個頭蓋骨的狀態。就像在沒有GPS的航海時代，人們乘船必須仰望天上的北極星一樣，進行這個動作也要將頭皮導向額骨。

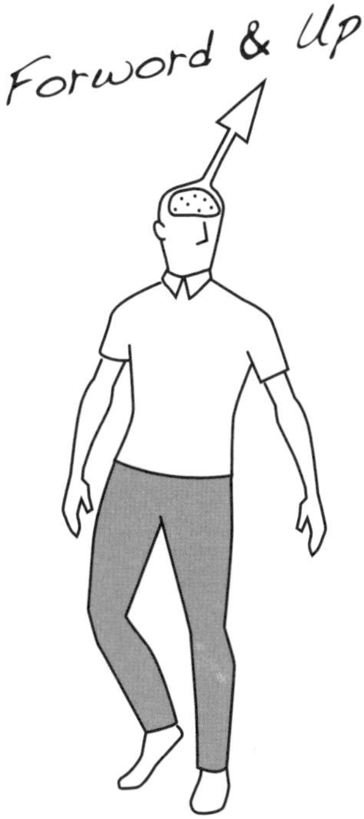

操作方法

張開雙手的手指，像梳子一樣插入左右兩耳上方的髮間。站直使頭頂與地面形成九十度角，而雙手六十度左右的方向即是額骨。這時，請用五根手指與掌心，輕緩地往上朝大約六十度的方向將頭皮導向額骨。另外

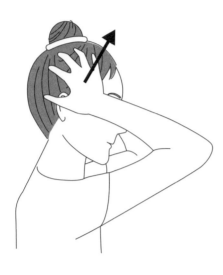

◆將頭皮導往額骨

張開雙手的手指，像梳子一樣插入左右兩耳上方的髮間，五根手指與掌心都往上朝向約六十度的方向，輕緩地將頭皮導向額骨。當頭皮集中到額骨，額骨就能獲得舒緩。

要注意的是，頭皮的動向不要局限於直線。

將自己的手當成漂浮在浪上的船，適當地「隨波逐流」。這裡是舒緩成效較明顯的部位，因此操作過程必須格外小心，絕對不可以施加過大力道。

瑜珈將額骨稱為「眉心輪（Ajna chakra）」，並視為「第三隻眼」。當脈輪發揮功效時，生命能量就會提升，讓全身充滿難以言喻的幸福感，並可完全控制人體。

成功舒緩了頭蓋骨，接下來要調整頭蓋骨整體的均衡度。請各位多方改變手的貼放位置，或貼在特別需要調整的部位，適度地整頓頭蓋骨。

若順利調整出良好的均衡度，你會覺得頭變輕盈了，顱骨與背部骨骼的連接狀態也會變好，還會覺得有一股氣流遍全身，腦中自然浮現清晰的思慮，使日常生活變得更幸福。

目前本書介紹的都是舒緩臉部與頭部的技法。或許有人覺得臉部可能會因此變大，但是這其實具有瘦臉的效果，因為這些動作能夠提升皮膚的彈性，不僅能夠變得緊實，筋膜裡多餘的脂肪也會被分解。

這與矯正不同，並非強行調整骨骼形狀，因此不管是從健康或美容的角度來看，都能顯現出正面的效果。女性的臉部與頭部若獲得舒緩，就會漸漸地變漂亮，男性當然也不能輸給她們，努力透過頭蓋骨按摩自療法變成花美男吧！

◆休息一下——難以舒緩頭蓋骨該怎麼辦？

說不定有人閱讀至此，照著書上的步驟做，卻都沒有效果。所以我要說明一下如果有這種問題該如何因應，以及應確認的重點。

我在一對一指導學員的時候，發現無法順利舒緩頭蓋骨的人，往往都會以指尖按壓皮膚、施力拉扯，或是動作粗魯急躁。然而當事人都毫無自覺，以為自己動作輕緩。

所以如果你都看不到效果，請試著將目前的速度放慢成十分之一倍。操作的力道與速度應該是有人在旁邊看你，幾乎不會發現你的手指有在動的程度。頭薦骨按摩自療法需要的是非常小的動作。

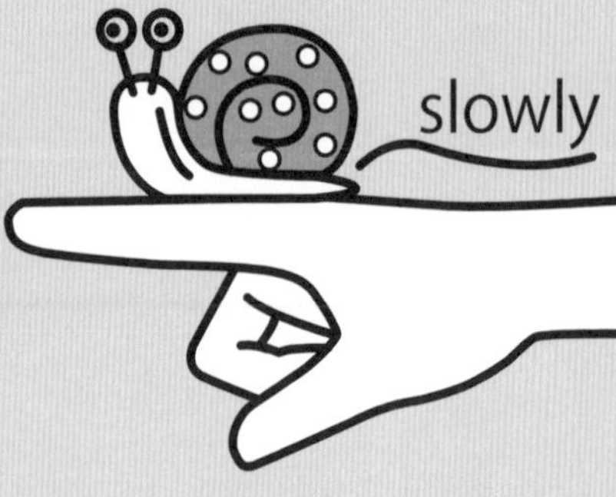

接下來，我要列舉幾個常見的失敗動作。舉例來說，被單的正中間若有皺褶，你怎麼將它撫平呢？沒辦法撫平被單的人，往往都是只摸著局部的被單，不斷地將手左右擺弄。想要有效地撫平，你必須抓住被單四角的其中兩角，將被單拉開。同理，請你以較寬廣的範圍，引導出皮膚動作的連續性與連貫性，也就是不要限於局部的動作，而應牽動大範圍的皮膚。

此外，經常接受強力按摩的人，臉部與頭部的皮膚感覺已鈍化，我建議這種人先從第3章的「打開胸部與肋骨」、「穩定骨盆與髖關節的體操」開始做，將操作範圍遠離頭部。我相信透過這些練習，你應該能夠慢慢掌握身體的變化。有些人不太會掌握頭部的感覺，但是下半身卻非常敏感，這種人我建議也要先試第3章的動作，再回來舒緩頭部。

第3章

頭蓋骨與軀體的連接

～更多的可能性

亞歷山大技法～為頭部與頸部調整最佳的均衡度

舒緩頭蓋骨能夠改善頭部與頸部的均衡度，因此不只有舒緩身體的局部，而是會連帶地改善全身結構。為了使這些變化更加顯著，接下來本書要教你使用亞歷山大技法，為頭部與頸部調整最佳的均衡度。

亞歷山大技法是一種訓練方式，能夠幫助人們學會如何在日常生活中恰當地運用身體。提高人體的「中心感覺」（內海康滿的獨創詞）與流動性，使人們能夠控制體內的結構均衡度，讓呼吸變深，呈現不必特別施力的自然姿勢。

這種優秀的技法已經普及至世界各地，而且受到古典音樂家與舞者的重視。

亞歷山大技法是澳洲演員F・M・亞歷山大（Frederick Matthias Alexander 1869－1955）所創造，他與蘇澤蘭幾乎是同一年代的人。那個時代的人已很重視姿勢與健康的關聯性，卻沒研究出結論，只有將抬頭挺胸視為正確姿勢而已。

然而F・M・亞歷山大卻透過與他人的接觸，創造出能夠有效提升身體均衡度的技法，令許多醫生、學者讚嘆。

可惜的是，亞歷山大技法的學習方式很模糊，雖然擁有很好的效果，一般人卻很難學會，必需接受長期的訓練。

許多天才所創造的產物都很厲害，卻難以讓一般人了解。現代人已經大幅改良亞歷山大技法的學習方式，所以情況有了大轉變，但此學習方式仍舊有一點模糊。我認為亞歷山大技法很適合用來理解皮膚筋膜，以及舒緩頭蓋骨。

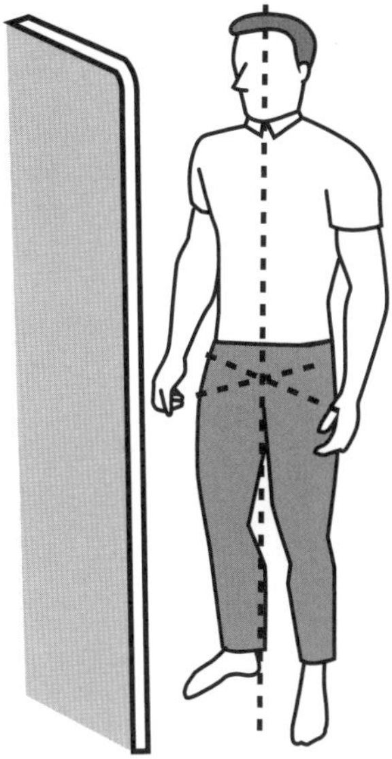

因此，接下來我要說明亞歷山大技法的操作方式。和前面一樣，請對著鏡子觀察自己的模樣。雖然F・M・亞歷山大的手部操作技巧與敏感度都超乎常人，但是他在研究這個技法的過程中，也是對著鏡子親手嘗試各種方式，並觀察自己的狀態，最後才找出良好的均衡度。

舒緩斜方肌

人體有一塊很大的肌肉起始於後腦杓，延伸至雙肩與第十二節胸椎，稱為斜方肌；這塊肌肉的形狀就像僧侶的斗笠，因此日文稱之為「僧帽肌」。肩頸痠痛的主要原因，就是這塊肌肉很緊繃。

請將左手小指、無名指、中指、食指整根都貼在頸後，並將右手掌與所有手指貼在後腦杓的頭皮上，手指要像梳子般插進頭髮。接著，以貼住皮膚的四根左手指，緩緩地將頸後皮膚往左邊移動；同時，右手掌將後腦杓的頭皮，緩緩地往右邊移動；完成後，將頸部皮膚往右移動、頭皮往左移動，頸部與頭皮慎重地交互替換方向進行八次。這時，再從左右的移動中，找到易動的方向與難動的方向。你適合哪個方向呢？

接著，左右兩手上下交換位置，右手指貼在頸後皮膚，左手掌貼在後腦杓皮膚，像剛才一樣左右方向交替進行，動作同樣要緩慢且謹慎。此外，也要注意頭部不要往下垂。完成動作再放開手，確認頸部是否更舒服了。

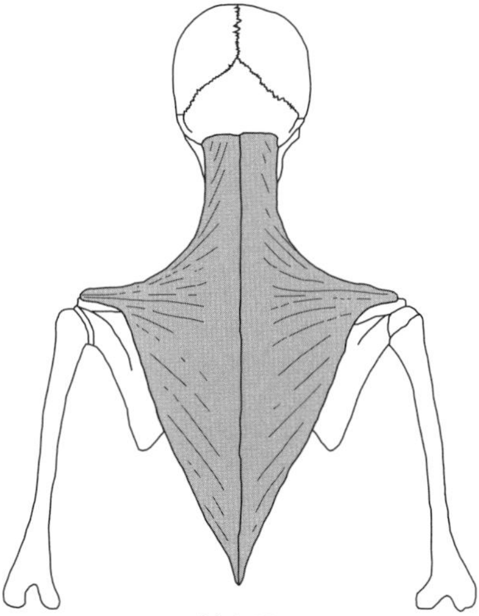

斜方肌

◆舒緩斜方肌

將左手小指、無名指、中指、食指整根都貼在頸後，並將右手手掌與所有手指貼在後腦杓的頭皮上。貼住皮膚的四根左手手指，緩緩地將頸後皮膚往左邊移動，右手掌將後腦杓的頭皮，緩緩地往右邊移動；完成後左右方向相反再做一次，總共交互進行八次。接著，左右手交換位置再做動作。

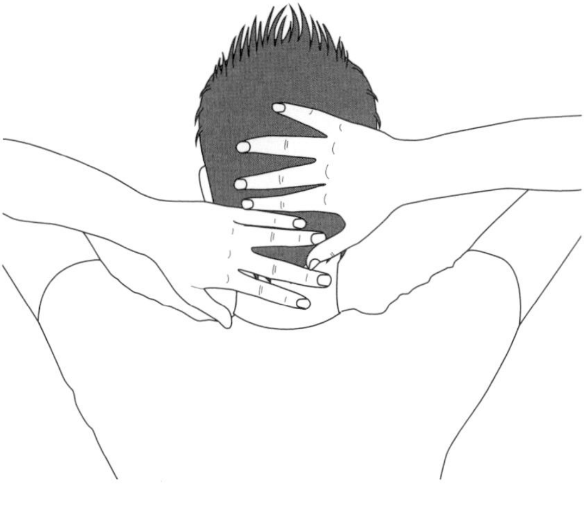

舒緩半棘肌

斜方肌的內側深處有一塊起始於枕骨的肌肉，稱為半棘肌。半棘肌以脊椎為中心左右對稱，可調整頭部與脊椎的接合狀態。然而很多人可能是因為姿勢不良，使半棘肌的左右則緊繃度不協調，進而擾亂頭部均衡度。

頭部非常沉重，就像有一顆保齡球擺在脖子上。若有良好的均衡度，脖子上的頭就會像日本傳統玩具「彌次郎兵衛」一樣穩定，但是如果頸部產生了不尋常的緊繃，頭部就會不斷被肌肉往後拉。

這就是造成頸部不直、姿勢不平衡或呼吸紊亂等狀況的原因。所以舒緩頭蓋骨的時候，要一起舒緩後腦杓的筋膜，調整頭部與頸部的均衡度，讓全身都獲得宛如新生的舒適感。

將右手中指貼在後腦杓右側底部的皮膚上，左手中指則擺在後腦杓左側底部，兩手左右對稱。這時貼在皮膚上的並非指尖，而是手指的第一關節。

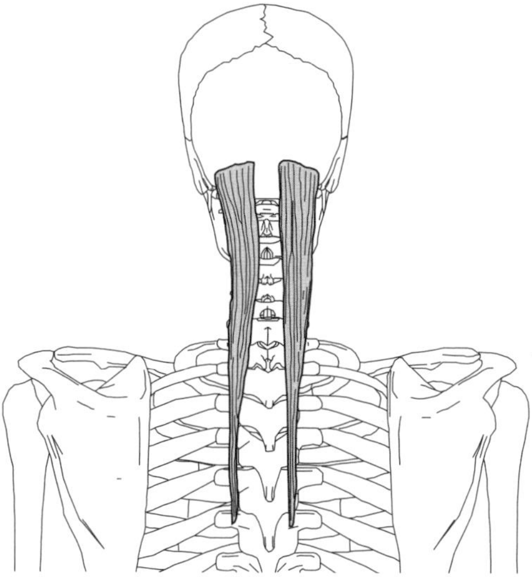

半棘肌

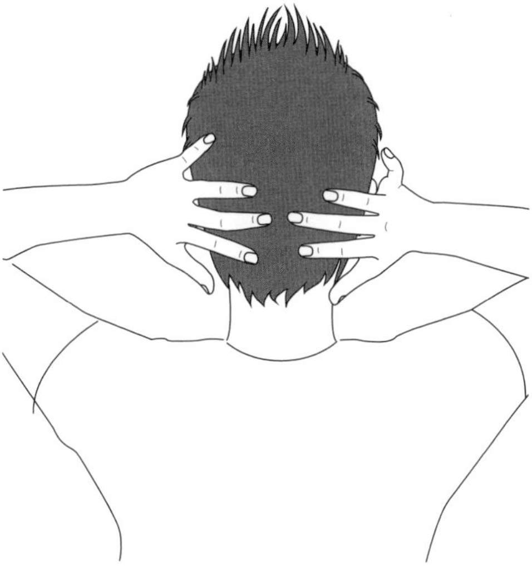

◆舒緩半棘肌

將右手中指貼在後腦杓右側底部的皮膚上，左手中指擺在後腦杓左側底部，兩手左右對稱。這時應是手指的第一關節貼在皮膚上；接著將貼在皮膚上的左右手中指，緩緩地將皮膚移往右側，完成後再移往左側，左右反覆數次即可舒緩斜方肌。當你可以感受到深處的肌肉，就代表半棘肌舒緩了。

貼在皮膚上的左右中指，緩緩地將皮膚移往右側。這時如果突然施力拉扯，便無法順利舒緩，所以請慎重操作。接著將皮膚往左側移動，並依前述動作將皮膚左右移動數次。如此一來，表面的斜方肌就會獲得舒緩，使位在深處的肌肉浮起來，這時你用手指摸到的就是半棘肌。

半棘肌的筋膜舒緩後，手指的運作要從原本單純的左右直線移動，改成上下、斜向、畫圓等各種方式，也可以加入食指與無名指，連周邊的筋膜一起舒緩。

舒緩斜角肌

將左手手指完全貼在頸部左側，右手手指完全貼在頸部右側，你有摸到一塊相當堅硬的肌肉嗎？那就是斜角肌。其實很多人的斜角肌都已經左右失衡了。

請將食指貼在頸部的根部，接著將左側皮膚往前移動，右側皮膚往後移動。

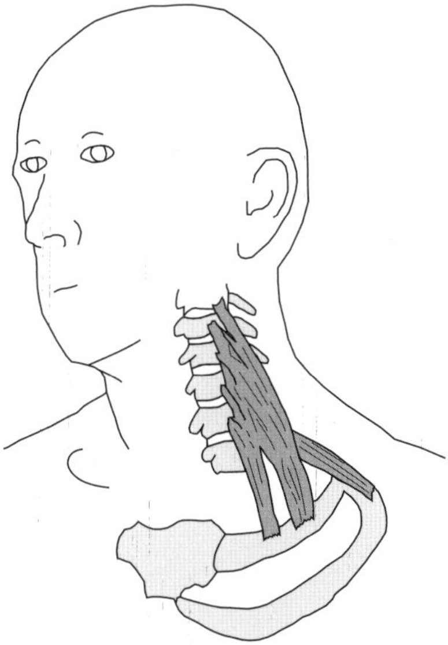

斜角肌

◆舒緩斜角肌

將食指貼在頸部的根部，接著將左側皮膚往前移動，右側皮膚往後移動；完成後再反過來做，持續交換方向就能舒緩筋膜。

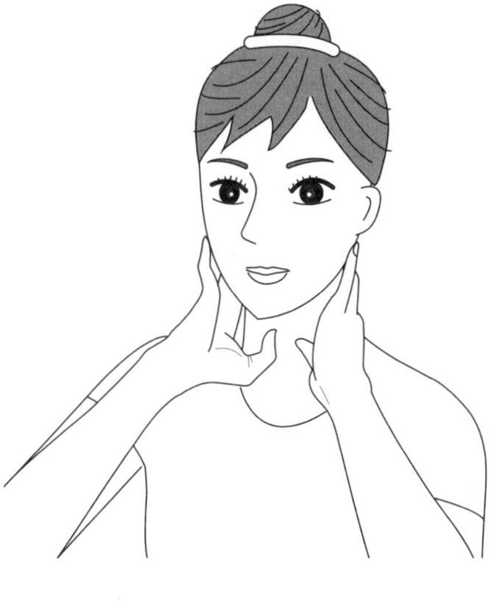

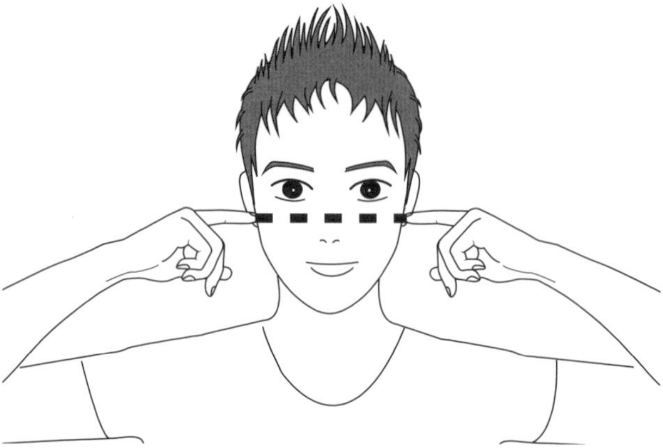

讓頸部的頂端關節（頭蓋骨底部與第一節頸椎的關節）與顳骨乳突部同高，用兩根中指抵住顳骨乳突部，則手指與左右兩個突起部位連成的橫線，就是頭部的平衡軸。

完成了就反過來，將左側皮膚往後方移動，右側皮膚往前方移動。此時會大幅移動頸部側邊的皮膚，用手指就能夠輕易感受到筋膜舒緩的感覺。

接著即可順暢地移動皮膚了。至此，原本硬得不得了的左右斜角肌，已經放鬆到令人不敢置信的程度，整體均衡度也改善許多。

經過斜方肌、半棘肌、斜角肌一連串的舒緩，頸部應該已經很放鬆了。接下來，就能夠舒緩頸部頂端的關節了。

舒緩頸部頂端關節

接下來要舒緩的是頭蓋骨底部與頸椎的第一節關節，這個部位稱為頂端關節（top joint）。

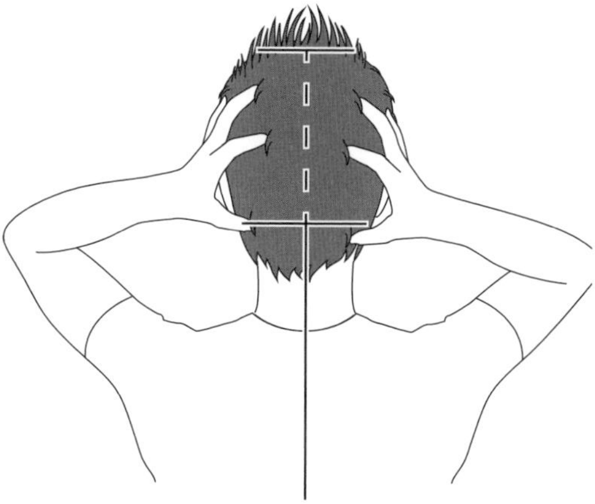

◆頸部頂端關節的舒緩步驟PART①
大幅張開掌心，將右手貼在右顳骨上，左手貼在左顳骨上，用大拇指貼在左右側的顳骨乳突部。接著用雙手微微地往左右傾斜，並留意頸椎不能跟著傾斜。

耳穴後方有塊突起的骨頭，名為「顳骨乳突部」，頸部的頂端關節就大約位在此處。請想像以兩側顳骨乳突部為頂點，且有支橫軸連接這兩個頂點的畫面。

以中指指尖抵住左右側的顳骨乳突部。由於頭部是藉由這支橫軸來取得平衡的，所以請點頭一下，看頭部的動作是否以該橫軸為中心。

舒緩步驟 PART①

手掌張開，將右手貼在右顳骨上，左手貼在左顳骨上，貼合的方式就像蠑螈貼在牆壁上一樣，不要按壓，而是像吸盤般吸住。

接著調整手勢，讓大拇指摸得到左右側的顳骨乳突部，接著雙手同時動作，以頂端關節為中心，讓頭往右傾斜。雖然我以「傾斜」二字形容，但是其實這步驟的可動區域非常小，表面上是看不出動靜的。

接著，往左側傾斜。

這邊要特別留意的是，頭部往左右兩側傾斜時，頸椎不可以跟著傾斜。為了讓頭部不再受到頂端關節的限制，必須避免頸部出現任何動作。

這時只要將意識放在頭部中心，就能夠不費吹灰之力地固定頸部。雖然舒緩頭蓋骨必須將意識往外擴展，但是這個動作必須固定住頸椎，所以要反過來運用意識。在這個狀態下用雙手讓頭部左右傾斜，很多人會忍不住連頸部都跟著傾斜，這通常是因為腦中想像的頂端關節位置太低，所以乾脆把想像的頂端關節位置搬到頭頂吧，肯定會變得更順利喔！

舒緩步驟 PART②

請讓下顎放鬆，不要咬住牙齒。左手的手指縱向貼在頸部左側，只用食指、中指與無名指即可。

右側做一樣的動作。用貼在頸部的手指，輕緩地將頸部皮膚帶往顳骨乳突部，也就是頂端關節的方向。這時手部要像移動保鮮膜般，動作極輕微。

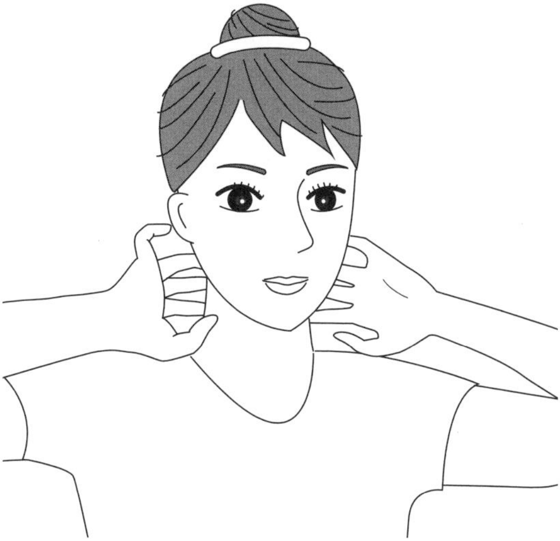

◆頸部頂端關節的舒緩步驟PART②
讓下顎放鬆，用左右兩手的手指縱向貼在頸部兩側，再用手指輕緩地將頸部皮膚帶往頂端關節的方向。皮膚移動到顳骨乳突部的前方，就代表舒緩成功了。保持這個狀態，用手指讓頭部皮膚往左右兩側轉。

將皮膚移動到接近顳骨乳突部的前方，就代表舒緩成功了，頂端關節已經產生了適當的空隙。保持這個狀態，將右指往前、左指往後移動，並交互改變方向，讓頭部皮膚往左右兩側轉。

這時身體不可以動，因此必須看著鏡子做，才能確認自己的姿勢是否正確。

我要強調的是——**這個頭部動作不可以源自於肌肉，必須是由手指牽動皮膚所形成的動作。**

確定動作是源自於皮膚，頂端關節便可獲得舒緩，頭部動作也會變得更順暢。讓視線的轉移快於頭部動作，做起來就會越來越輕鬆喔。

頭部與脊椎的正確位置

舒緩了頂端關節，接下來要調整頭部與脊椎的連接位置。

由於脊椎是S形曲線而非直線，因此自然而平衡的狀態下，頭部與身體不會成一直線。雖然為了擺出優美的姿勢，人們會挺直身體，但是這麼做其實會讓身體變得緊張。雖然運動選手在宣誓典禮上，擺出這種充滿緊張感的姿勢，看起來相當帥氣，但是日常生活中若一直維持這麼筆挺的姿勢，人體很快就會疲勞，脊椎也會變得僵硬。

一般人認為的「優美姿勢」與「符合人體工學的姿勢」是不同的。很多人為了改善站姿，會將頭部與背部貼在牆上數分鐘，但這不是健康的姿勢，應該先舒緩頂端關節，改變頭部與脊椎的連接位置。

操作方法

如果你不知道該怎麼放鬆下顎，就輕鬆地張開嘴。

將左右兩手的中指貼在兩側頰骨上，手指一邊左右移動，一邊輕緩地將皮膚往上提。此時，頭部跟著皮膚的動向左右轉。這個動作的動力必須源自於皮膚，而非頸

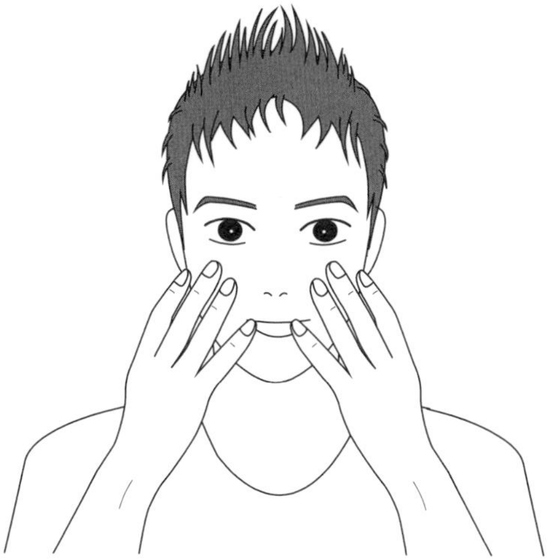

◆調整頭部正確位置

下顎放鬆，將左右兩手的中指貼在兩側頰骨上，一邊左右移動，一邊輕緩地將皮膚往上提。此時，頭部跟著皮膚的動向左右轉。舒緩完頂端關節，再調整好頭部的位置，下顎會呈現輕輕往上抬的狀態。

部肌肉。剛才我們已經解放完頂端關節了，接著反覆操作這些動作，就能將頭部平衡調整至「頭部朝前並往上」的姿勢，也就是下顎輕輕往上抬的狀態。

展開肩膀

舒緩完頸部，頭位於正確的位置，肩膀就會自然展開。

肩膀往前縮的狀態即是「駝背」，太過往後開展則會使胸部緊繃、呼吸變淺。

因此，請讓肩膀自然展開、位在身體正側邊。由於和服的特殊設計，所以日本人從事茶道等傳統活動時，可保持這個姿勢，肩膀線條看起來很漂亮。

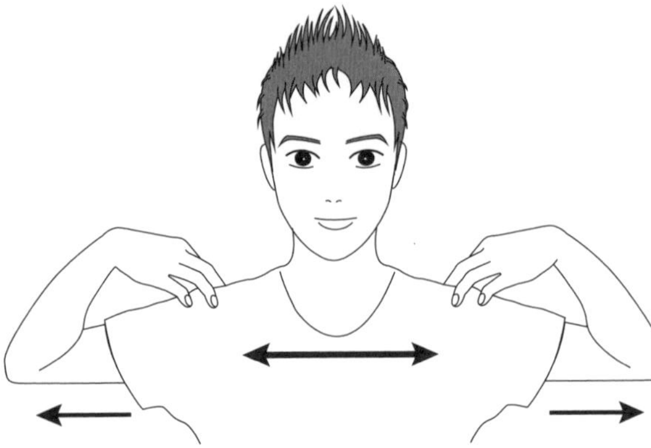

◆展開肩膀
將右手中指貼在右肩上，左手中指貼在左肩上，手肘往外側打開。維持這個狀態，以中指將肩膀皮膚輕緩地往外移，使肩胛骨與鎖骨隨著皮膚往外移，如此展開肩膀，可減輕肩膀對肋骨造成的負擔。

操作方法

將右手中指貼在右肩上，左手中指貼在左肩上，手肘往外側打開。像演默劇一樣，假裝有條線從側邊拉住自己。

維持這個狀態，以中指將肩膀皮膚輕緩地往外移，使肩胛骨與鎖骨隨著皮膚往外移。如此擴展胸口，可減輕肩膀對肋骨造成的負擔。

打開胸部與肋骨

很多人以為擴胸可以打開肋骨，但這麼做雖然會讓身體前側打開，卻會讓背部的肋骨縮起，還會使旋轉的腰部壓迫到脊椎。

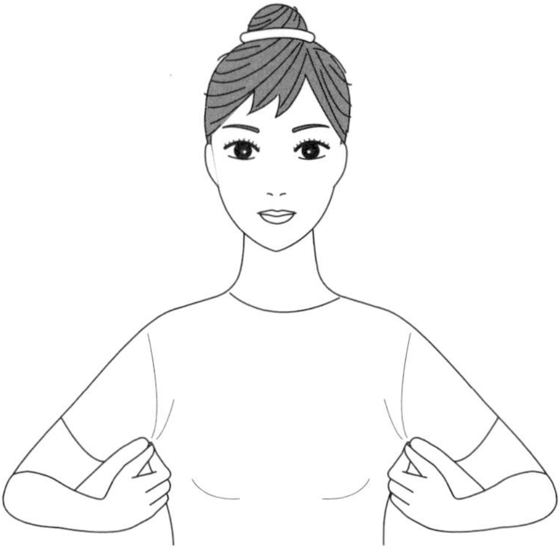

◆打開胸部與肋骨：做法①

將右手四根手指的指背貼在右肋骨側面，左手四根手指的背面貼在左肋骨側面，緩緩地將皮膚往上移，即可打開肋骨，並讓胸椎跟著伸展。接著，維持這個狀態，由皮膚牽動軀體左右轉。

打開肋骨的正確方法，必須讓身體的前後左右側都打開，使身體由內往外擴張。

做法①

將右手四根手指的指背（有指甲的那一面）貼在右肋骨側面，左手四根手指的背面則貼在左肋骨側面。

手指緩緩地將皮膚往上推移，如此一來即可打開肋骨，並讓胸椎跟著伸展。

維持這個狀態，像剛才的頭部動作一樣，由皮膚牽動軀體左右轉，這動作不能仰賴肌肉，必須是由皮膚牽動的。

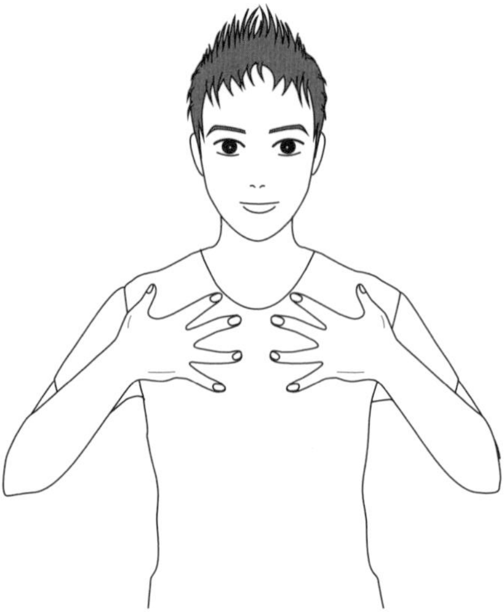

◆打開胸部與肋骨：做法②
用左右手四根手指的指腹，貼在胸骨兩側的肋間。右指輕緩往上、左指輕緩往下，接著換右指往下、左指往上，並交換方向操作數次。

做法②

我們進一步伸展肋骨吧！用左右手四根手指的指腹，貼在胸骨兩側的肋間。

肋間是指肋骨的間隙。這個部分與臉部、頭部不同，肌肉特別厚實，因此指腹可以稍微使力按壓。

右指輕緩地往上、左指輕緩地往下，接著換右指往下、左指往上，如此交互操作數次即可移動肋間筋膜。與之前的動作一樣，慢慢將皮膚導向易動的方向，胸口會擴展，心臟也會變輕鬆。

瑜珈認為此處有心輪（Anahata chakra）。心輪若順利發揮作用，能夠增加充滿愛意的療癒能量。

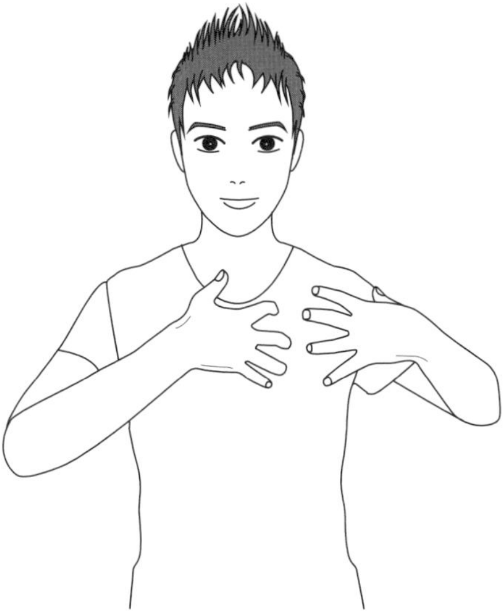

◆打開胸部與肋骨：做法③
將「做法②」的操作方法用於肋骨單側，肋骨兩側皆各做幾次。

做法③

肋骨左右兩側都要各做幾次。操作方法與「做法②」一樣，都是將肋間筋膜上下移動。

這麼做會使呼吸時的肋骨動作越變越大。

做法④

順便舒緩肋骨側邊吧！

解剖學書籍的肋骨側邊插圖，不知道為什麼都把肋骨的側邊畫成幾乎垂直的樣子。這該不會是以希臘神話的海力克斯為原型吧？

你親手摸摸看就知道了，正常的肋骨比插圖畫的樣子還要斜吧？請將手指貼在肋間凹陷處，緩緩移動。由於肋骨

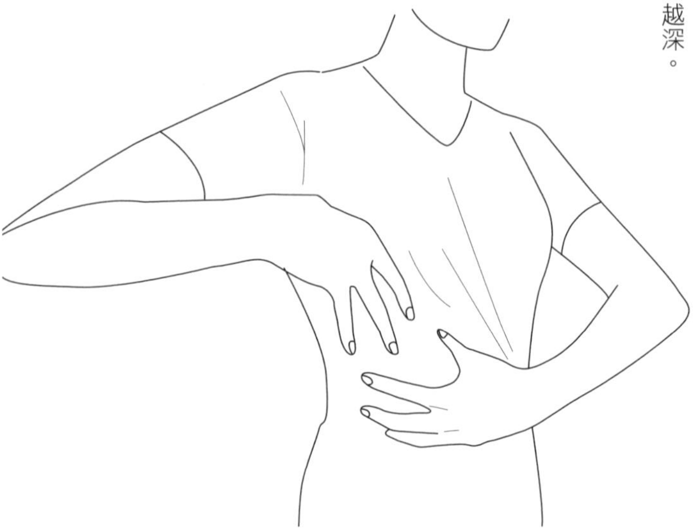

◆打開胸部與肋骨：做法④
將手指貼在肋間凹陷處緩緩移動。成功舒緩此處，背部會跟著伸展，呼吸也會變得越來越深。

的關節與脊椎相連，因此舒緩此處，背部會跟著伸展，呼吸也會變得越來越深。

伸展腰椎

背部伸展了，腰椎即會跟著伸展。很多人會反折腰部以伸展腰椎，但是這個動作其實會讓腰椎擠在一起。通常腰椎伸直時，腰部應該是幾乎平坦的狀態。

操作方法

指尖像刀子一樣，輕輕地抵在左右側腹。

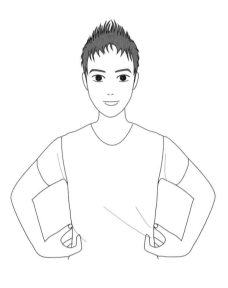

◆伸展腰椎
指尖像刀子一樣，輕輕地抵在左右側腹。接著稍微用力將側腹皮膚往上提，將右指往前、左指往後，接著持續交換方向進行，讓身體左右轉。

稍微用力，將側腹的皮膚往上提，注意不要連肩膀一起往上提喔。

維持著側腹皮膚往上提的狀態，將右指往前、左指往後，接著持續交換方向，讓身體左右旋轉。如此一來，腰椎就會慢慢地往上方延伸。

要伸直腰椎，只靠伸展運動是不行的。

效果

這一連串的動作已經放鬆了身體，消除緊繃與壓迫。

平時你如果發現自己的姿勢不良，便可立即進行這些動作，調整身體的均衡度，回歸正常狀態。亞歷山

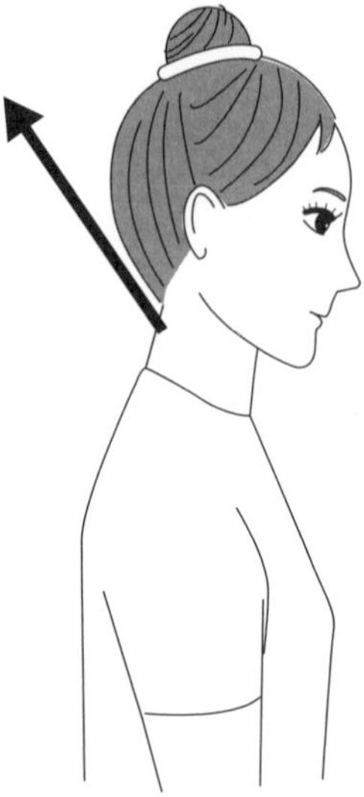

〇頭部往前且往上，伸展背部。

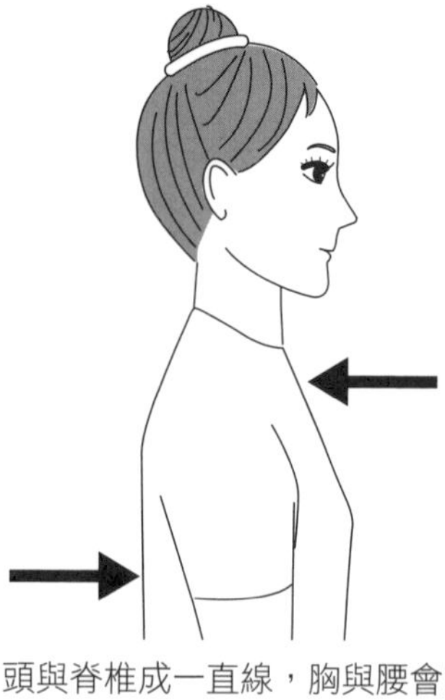

Ｘ頭與脊椎成一直線，胸與腰會緊張。

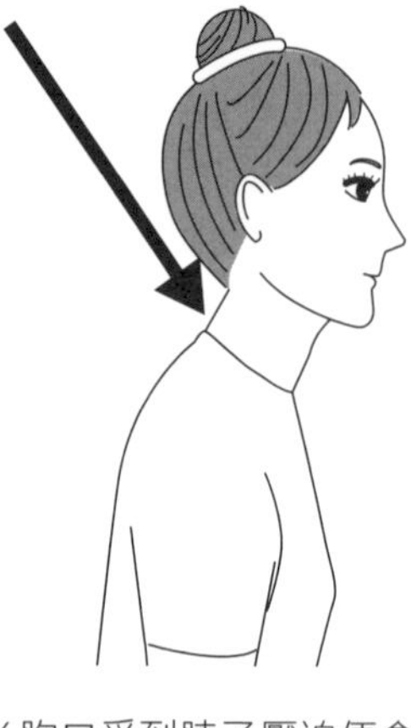

Ｘ胸口受到脖子壓迫便會閉起。

大技法若順利發揮作用，身體便會反映下列三種現象：

①頸部放鬆，變得自在靈活。
②頭部朝前並往上提，維持正確姿勢。
③背脊伸展變直。

◆休息一下——抑制

亞歷山大技法有一招叫作「抑制」，由於本書是以舒緩頭蓋骨為主題，因此不打算介紹這招。不過如果亞歷山大技法的專家因此認為我取巧的話就頭痛了，所以我說明一下吧！

我曾經進入某個神社的拜殿參拜（必須有神職人員引導，是相當正式的參拜），當時共有十位參拜者，大家都和身旁的人毫無顧忌地聊天。當時神主（神道教的男性神職人員）雖然來到我們身邊，卻沒有阻止我們聊天。

但是神主只是靜靜地站著，參拜者的談話聲就逐漸變小了，最後甚至完全消失。現場安靜下來後，神主才不疾不徐地唸出祝詞。現場頓時變得寧靜，我甚至覺得自己的體溫下降了幾度。

參拜者可能感覺到了肉眼看不見的獨特氛圍，使現場變得非常安靜，殿內頓時散發出莊嚴神聖的氣息。

神主有耐心、隨時觀察人我關係、重視周遭動靜的行為，就稱為「抑制」。

「抑制」可用一個相當簡單的方法練習，那就是外出步行約五分鐘，但是速度必須降至平常的一半，彷彿是影片的慢動作。這個練習方法聽起來很簡單，實際做起來卻出乎意料地困難。

不只有走路能夠練習，連回頭、咀嚼食物等日常生活的各種動作，速度都可以放慢成平時的一半試試看。持續練習就能讓皮膚更順暢地牽動全身，不會一味地仰賴肌肉做動作。

穩定骨盆與髖關節的體操

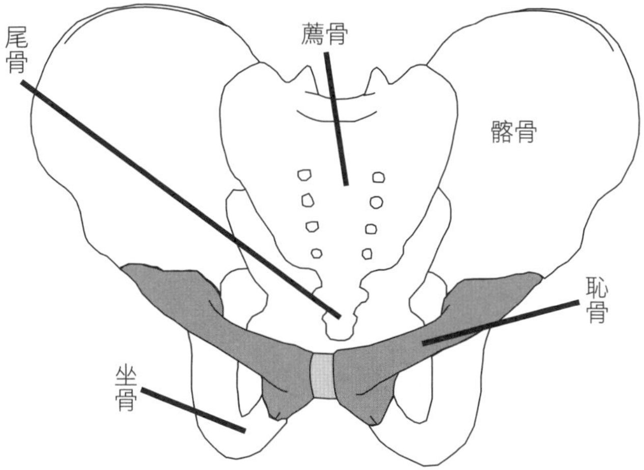

蘇澤蘭研究的頭薦骨療法是針對頭薦骨系統，而骨盆也會反映頭蓋骨的動作。現在要介紹的是《整體入門》（野口整體寫作）所介紹的恥骨體操，這能對薦骨產生作用。

野口整體表示恥骨體操能夠治癒所有皮膚病，但我是將它視為穩定下半身的好方法，所以就依自己的想法重新改良了。

骨盆由左右側的髂骨、薦骨、尾骨所組成，恥骨則是指整個骨盆面。

◆恥骨體操（改良版）

①雙腿打開與肩同寬，以雙手的中指觸碰恥骨，並將恥骨往腿部方向下壓；此時，吐著氣並踮起腳尖，將全身伸直。

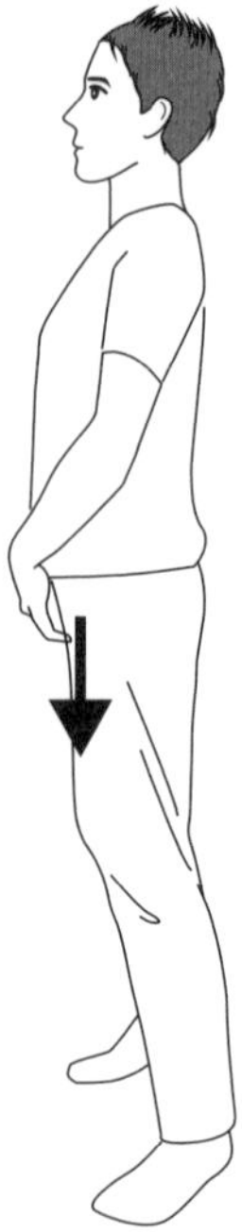

②吐完氣，再一邊吸氣一邊將恥骨往頭部方向提起，此時腳跟要著地。

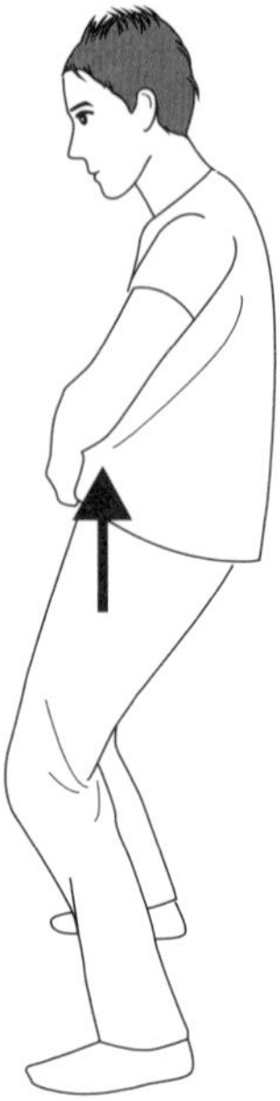

操作方法

野口整體原創的恥骨體操要躺在地上進行，我改良的版本則採用站姿。

首先，雙腿打開與肩同寬，以雙手的中指觸碰恥骨，並將恥骨往腿部方向下壓；做手部動作時要吐氣並踮起腳尖，將全身伸直。

吐完氣，再一邊吸氣一邊將恥骨往頭部方向提起，此時腳跟要著地並略為駝背。這些動作必須施於恥骨上方的皮膚。頭薦骨治療會透過這種動作引起CRI週期，以促進脊髓液循環。

伸直身體時，你是否覺得腹部皮膚拉展開了呢？瑜珈認為腹部有臍輪（Manipura chakra），若臍輪發揮了功效，即使面對逆境也能保持心靈平靜。我們一起成為心志堅定的人吧！另外，這個動作必須重複三次。

③最後，再次吐氣，將恥骨向下壓並停在身體伸直的狀態，同時踮著腳尖，將恥骨往左側移動；頭部往右轉，開始扭轉身體，接著將恥骨往右移動、頭部朝左轉。此動作重複三次。

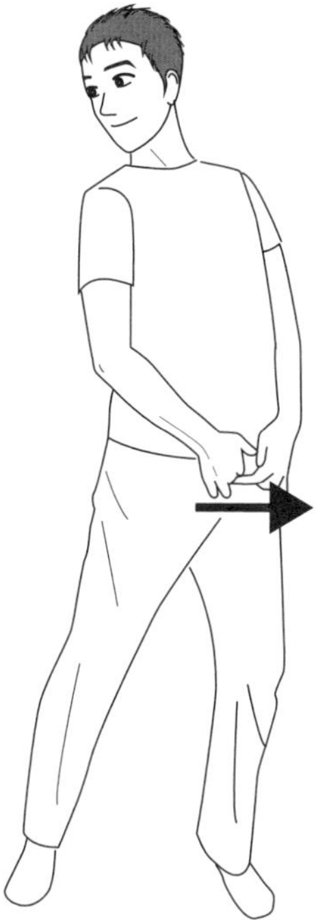

最後，再次吐氣，將恥骨向下壓並停在身體伸直的狀態，同時踮著腳尖，用雙手的中指將恥骨往左側移動。

頭部往右轉，開始扭轉身體；接著將恥骨往右移動，並讓頭部朝左轉。反覆這個動作三次就完成了。

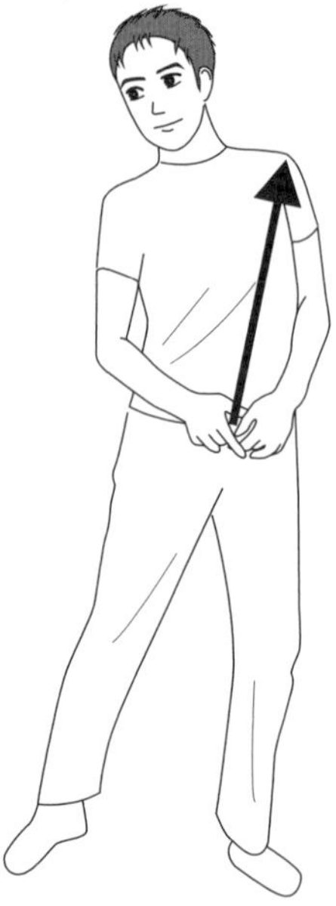

◆改良版恥骨體操

雙腳打開與肩同寬，吸氣的同時用雙手中指將恥骨往左肩方向提起，並抬起右腳跟，讓骨盆往左突出。一邊吐氣一邊下壓恥骨，使右腳跟著地，再將恥骨往右肩方向提起，同樣要抬起左腳跟，使骨盆往右突出；完成後，一邊吐氣一邊將恥骨下壓。整體動作左右各重複三次。

做完請行走看看，你會發現光是這個簡單的動作，就讓骨盆、髖關節與腰椎變得穩定。

接下來，進一步運用恥骨體操吧！雙腳打開與肩同寬，吸氣的同時用雙手中指將恥骨往左肩方向提起，並抬起右腳跟，讓骨盆往左突出。

接著一邊吐氣一邊壓下恥骨，使右腳跟著地，再將恥骨往右肩方向提起；再次吸氣，抬起左腳跟、突出右側股盆。完成後，一邊吐氣一邊將恥骨下壓，左腳跟著地。整體動作左右各重複三次。雖然動作相當簡單，卻是扎實的拉筋運動。

舒緩尾骨與髖關節之間

這節要介紹的也是會對骨盆發揮功效的動作，必須針對骨盆後方的尾骨。很多人會搞混骨盆的尾骨與薦骨。薦骨比較大塊，是腰椎的底座；尾骨則是薦骨的尾端，據說是尾巴退化而成的。順道一提，坐骨位在骨盆的底部——坐在椅子上，將雙手擺在臀部下方可以摸到左右兩側各有一塊突起物，此即坐骨。骨盆的形狀非常複雜，我到現在還得費一番功夫才能想像出正確的畫面。現在要介紹的和剛才的體操不同，必須用手指直接拉開臀部的筋膜。

操作方法

將右手中指與無名指貼在尾骨左側，左手手指貼在比左側坐骨高四公分的位置，並張開手指。

接著，手指將皮膚移往易動的方向，但是臀部有厚實的臀大肌，所以動作不能像操作頭部那樣輕，必須施加適度的力道。只要施加五成的力道就可以了，不可以一口氣施以十成的力量。這就像看電視，如果突然將音量轉到最大聲會令人嚇一跳，所

◆舒緩尾骨與髖關節之間

將右手中指與無名指貼在尾骨左側，左手指貼在比左側坐骨高四公分的位置，並張開手指。

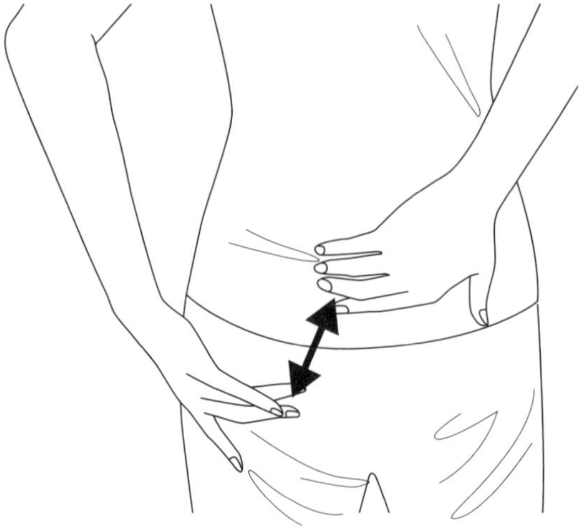

右手指同樣擺在尾骨，左手手指改貼在左腳大轉子內側，慢慢地拉長左右手之間的筋膜。

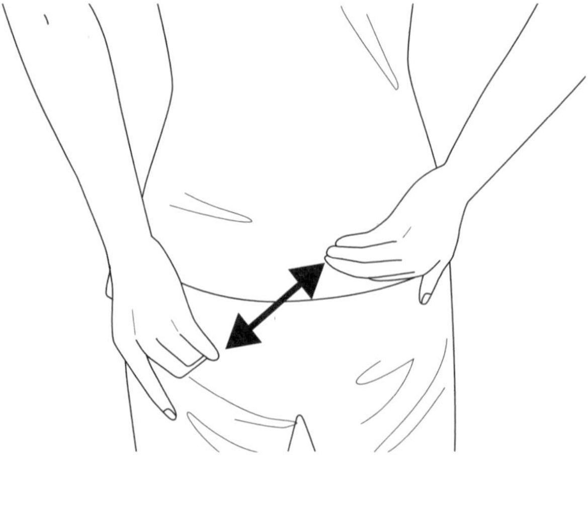

以操作時應一邊感受臀部筋膜的流動性，一邊施力。

接著，右手指繼續擺在尾骨，左手手指改貼在左腳大轉子（greater trochanter）內側（也就是左髖關節）。由於這裡的臀大肌較厚，所以手要稍微施力，不能只是貼著。

擺好姿勢就可以慢慢地拉展左右手之間的筋膜。只要摸到正確的點，筋膜就會像口香糖一樣拉開。

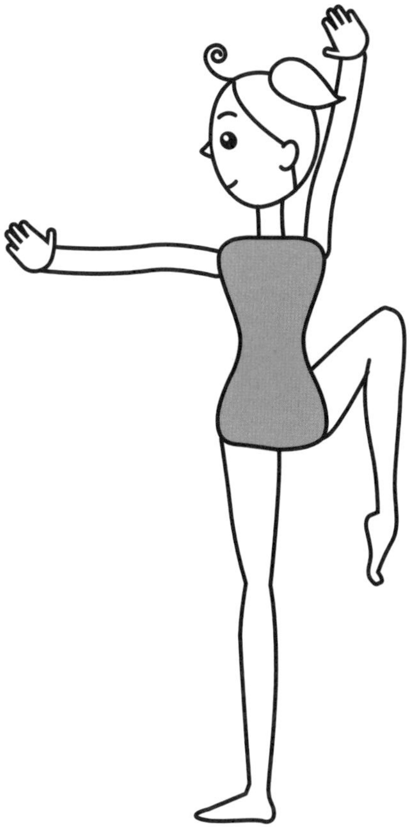

雖然這個動作並不難，但是在熟練之前，可能會找不到正確的觸碰點。

由於這部位除了這兩點，還有許多需要舒緩的地方，因此請慢慢地改變左手的觸碰點，逐步拉展左腳大轉子內側與尾骨之間的筋膜。此外，右臀也可施以同樣的動作，但是可能是因為多數人站立時都把重心放在右腳，導致此處的扭轉方向較獨特，站著時不知為何就是很難舒緩到右臀。有人說這是因為人體配合內臟的分布位置來取得重心左右平衡的關係。但是無論是什麼原因，總之人體外觀看起來雖然左右平衡，但很多的人體功能卻非左右對稱。無論如何，這個動作能修正薦骨的扭轉，大幅提升腰部的穩定度。熟悉筋膜的人可以進一步躺在地板上進行，如此一來就能連右臀一起深度舒緩，並消除橘皮組織。

瑜珈認為尾骨具有海底輪（Muladhara chakra）。昆達里尼瑜珈的「昆達里尼（Kundalini）」源自於梵文，中文意譯為「靈蛇」。昆達里尼瑜珈認為象徵生命能量的靈蛇，蜷在海底輪沉眠。若這條靈蛇醒來，便能夠為人類帶來爆發性的行動力，但是強行喚醒牠則會被反咬。以玩笑心態惹怒靈蛇，後果令人束手無策，因此尾骨的動作必須慎重、輕緩。

此外，薦骨也有生殖輪（Swadhisthana chakra），據說這裡是感情能量的來源，舒緩薦骨就能喚醒愛與平和的力量。

筋膜扭轉與經絡扭轉

消除皮膚與筋膜的扭轉，使頭蓋骨獲得舒緩後，你是否感受到彷彿有一股「氣」散開了呢？這不是「彷彿有氣」在流動，而是真的有！

一般人平時常會說「有氣在流動」，但是如果說自己「看得見氣」，卻會被視為神祕學或宗教方面的理論。

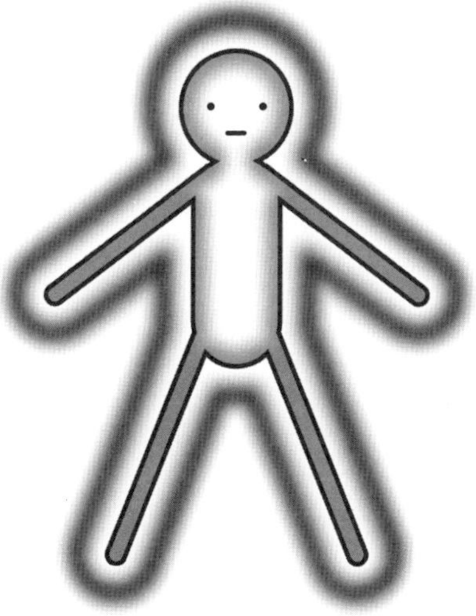

事實上，每個人只要還活著便擁有「氣」，沒有「氣」就代表死了。所以「感覺到氣」或「看得到氣」並不奇怪，只是「不可能有氣」的認知蒙蔽了我們的感官。

心理學已有「共感（synesthesia）」理論。「共感」指的是人們聽到聲音或看到文字的瞬間，腦中隱約浮現特定的畫面。而且人類的想像力是非常棒的能力，所以「感覺到氣」或「看得到氣」其實是很常見的，沒什麼了不起。

最近的腦科學相關書籍也表示看不見氣只是錯覺，看得見才是正常。

舒緩筋膜即可打通經絡，提升氣的流量，並使氣隨著「熱」往體外放射，這就是氣場（Aura）。

氣場與意識連結，因此氣越往外發散，代表心靈越自由開放。筋膜網路起始於頭頂，延伸至腳趾與手指等處，而經絡的路徑其實與之非常相似。

雖然兩者是不一樣的，但是舒緩筋膜的方式也可以舒緩經絡，熟悉經絡的人甚至可以透過舒緩皮膚，想像自己在解開經絡的扭轉。

另外，不可思議的是，手指舒緩筋膜所擺放的位置與「穴道」一致。一般人聽到穴道多半會有「按壓」的感覺，所以在舒緩的過程中，請注意別被這個既定印象牽著鼻子走。不可以按壓，請緩緩帶動欲舒緩的部位。

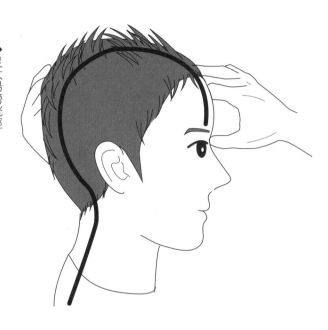

◆足太陽膀胱經
右手大拇指貼在右眼頭、中指貼在額骨與左頂骨的接合處（冠狀縫）、左手無名指貼在頂骨微右側、大拇指貼在枕骨底部右側。輕緩地移動四根手指，試著感受手指間的氣流。相同動作亦施於左側。

操作方法

經絡的概念涉及中醫的哲學思考，非常複雜。這節要先從頭部的太陽膀胱經與少陽膽經這兩個路徑開始，有助於各位理解舒緩頭蓋骨的技術。

足太陽膀胱經

這條頭部的經絡路徑是從眼頭至頭頂、後腦杓，再沿著背部往下延伸，對照筋膜的位置就是眼輪匝肌—斜方肌—帽狀腱膜—枕肌—半棘肌。

請將手指沿著這條路徑排列，右手大拇指貼在右眼頭、中指貼在額骨與左頂骨的接合處（冠狀縫）、左手無名指貼在頂骨微右側、大拇指貼在

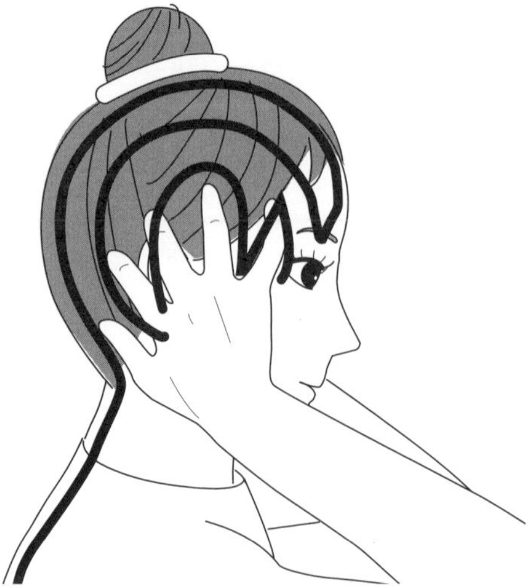

◆足少陽膽經

打開右手的五根手指，排列在右顳骨的接合線上。左側也擺出一樣的手勢。接著，輕緩慎重地移動貼住頭皮的五根手指，並導向易動的方向，試著感受手指間的氣流。

枕骨底部右側（連接右半棘肌）。輕緩地移動四根手指，試著感受手指間的氣流，相同動作亦施於左側。

足少陽膽經

這個經絡路徑與顳骨、頂骨的接合線非常相似，請打開右手的五根手指，排列在右顳骨的接合線上。

左側也擺出一樣的手勢。接著輕緩慎重地移動貼住頭皮的五根手指，並導向易動的方向，同時感受手指間的氣流。

頭薦骨冥想法

如果你的工作必須長時間使用電腦並集中精神，頭腦會非常疲憊。很多上班族從早到晚都必須維持這個狀態，有時還得加班到深夜，持續毫無休息的日子。

一直持續這種狀態，腦袋功能會降低，對當事人和公司來說都不是一件好事。很多人雖然明白這個道理，卻礙於進度趕不上、工作已經排滿未來十年等原因，無論多麼想休息都休息不了。

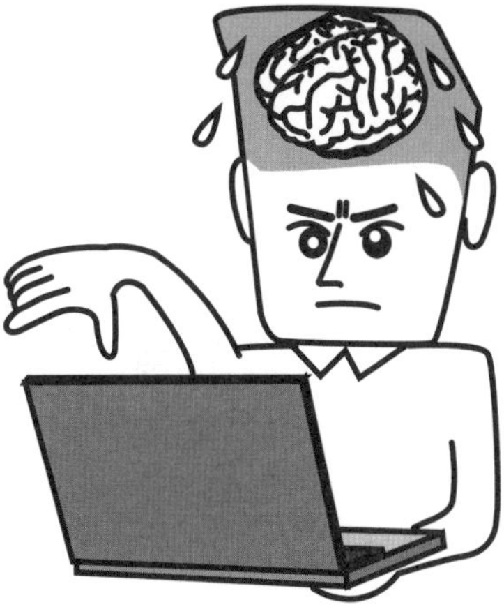

前幾天我在通勤時段的擁擠電車上，看到有一個穿西裝的人，站在搖晃的車廂裡，肩上揹著很大的背包，左手捧著打開的筆電，右手喀噠喀噠地打著鍵盤。他如此能幹的模樣令我大吃一驚，看來他應該是在處理非常緊迫的工作吧！這麼忙碌的人，說不定公事包裡也會放著這本書，偶爾抽出來看一下。

如果他能夠在回家的路上讀到這段冥想法，將會是個很好的契機。回家之後就可以立即仰躺在地上二十分鐘，進行頭薦骨冥想法。（頭薦骨按摩自療法通常是坐著進行，但是冥想法要躺著進行。）

這時不能躺在柔軟的床上和棉被上，否則原本是打算冥想的，卻會忍不住睡著。

睡眠與冥想的休息效果不同，主要差異在於冥想的過程中，身體能夠感受到冥想帶來的舒適與純粹感，並仔細品味這樣的心情，讓心靈煥然一新。

而睡眠當然是不可以疏忽的重要休息，但是卻沒辦法幫助日以繼夜工作的人轉換壓力。職場人際關係與工作的問題，在睡眠時仍會留在心底。

冥想可以轉換這些來自外在環境的身心壓力，所以不只和尚會冥想，平常就會冥想的人出乎意料地多。據說史帝夫・賈伯斯（Steve Jobs）與比爾・蓋茲（Bill Gates）無論工作多麼繁忙，都一定會抽出時間專心冥想。

但是，說不定有人想要冥想卻不知道該怎麼做，索性試著打坐，但除了雙腿麻掉，什麼事也沒發生。

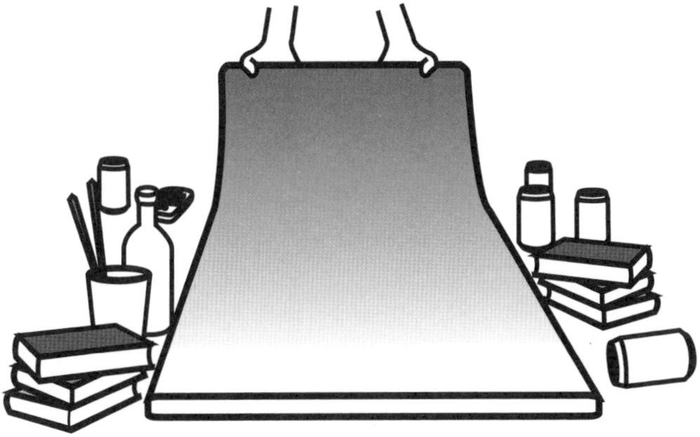

禪寺等場所有漂亮的庭園，氛圍也相當沉靜，光是待在那裡就會感受到冥想的氛圍，但要在亂糟糟的自宅房間冥想，沒有一定經驗的人是很難辦到的。

然而，舒緩頭蓋骨即可展開稱為頭薦骨韻律（Craniosacral rhythm）的週期性運動，將腦袋導向暫時的靜止狀態（「無」的境界）。當腦波α佔優勢，身體會呈現放鬆狀態；θ佔優勢，則會進入更深層的放鬆狀態；而頭蓋骨放鬆後的腦波可以達到θ的境界（有時會達到更深層的δ），能夠徹底鎮靜身心。當心靈直接轉換為深層意識，便會自動轉換壓力，這時只要找到能躺下來的地方，每個人都能輕易進行頭薦骨冥想。

不過，如果地板是較硬的木頭地板，薦骨抵在地板會產生疼痛，這時可以先鋪上瑜珈墊或毛巾。我最推薦的是厚度約十五公釐的日式浴室防滑墊（ＥＶＡ材質），將兩片防滑墊縱向排在一起，就是最棒的冥想地點。

根據蘇澤蘭的研究，頭薦骨韻律有ＣＲＩ（Cranial Rhythmic Impulse）、中潮（Mid tide）與長潮（Long tide）這三個階段，表現出從肉體的脈動到氣與氣場等生體能量的脈動。

其中，尤以ＣＲＩ的意識與呼吸的暫時靜止次數最頻繁。意識靜止會使人陷入深沉的寂靜，進入超越時空的「無的狀態」。這種程度的冥想，能夠讓意識遠離日常生活的各種煩惱，為身體帶來舒適的解放，使神經系統回歸初始的狀態，身心都能重新開始。

其實日常生活中就經常出現這類現象，舉例來說，藝術家因為工作太專心而忘記要呼吸，即和冥想狀態相同。瑜珈稱之為本然止息（Kevala Kumbhaka），認為這是與宇宙融合的狀態。

別擔心，呼吸靜止並不會造成死亡（但是停止就慘了）。

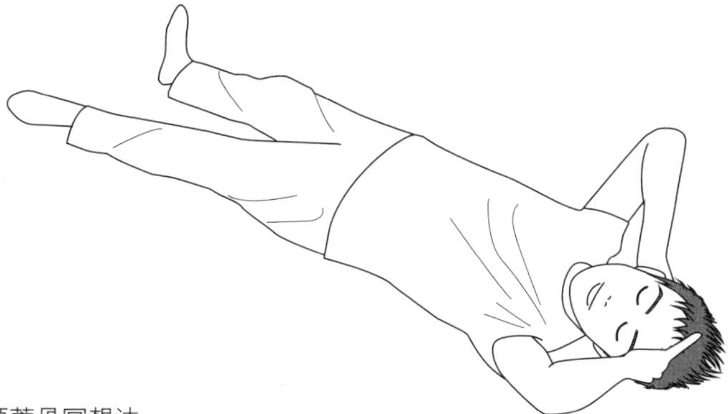

◆頭薦骨冥想法

頭部墊著枕頭，躺在地上，用手緩緩地將頭部往左轉動，並張開十指像梳子般插入髮間輕觸髮根，手與頭皮之間保留一段若有似無的間隔。擺在頭部左邊的左手要起始於左太陽穴，擺在頭部右邊的右手則起始於右耳後方，兩者成對角位置。

接著，手指輕輕將髮際線的皮膚往左右移動一、二度（問），保持如此輕的接觸靜止不動一下子，感受頭蓋骨系統（聽）。

維持三十秒至一分鐘，再重複這兩個步驟。先執行轉一、二度的「問」再回到「聽」。

前面有談到中潮與長潮，這兩者是比CRI還精細的韻律。如果能夠到達這個境界，情況會變得更加有趣，但是進入這個境界就不像在談舒緩頭蓋骨了，而是會充滿超自然的氣息，令人覺得好像在討論星光體（Astral body）和乙太體（etheric body）等奇怪的理論，所以本書就談到這裡吧！

喜歡超自然理論的人若覺得可惜，我以後會再找機會介紹的。

操作方法

躺在地上，頭部下方放個枕頭，若沒有枕頭也可以用幾本書代替，只要控制在下巴不會抬起的高度即可。

請半張著嘴讓下顎放鬆，接著用手緩緩地將頭部往左右四十五度轉動大約三次，就能進入放鬆狀態。

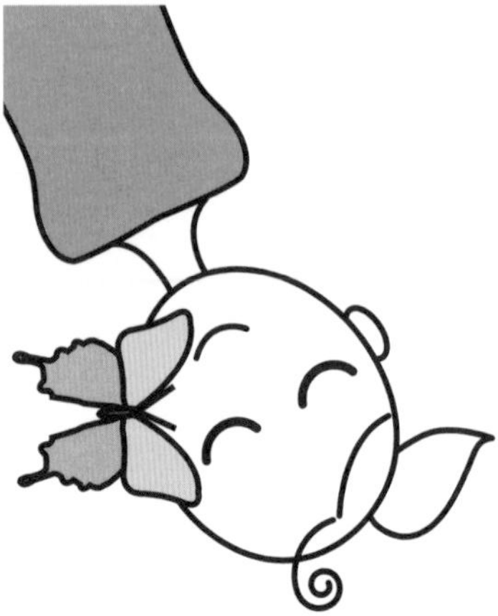

張開十指，像梳子般插入髮間輕觸髮根，手與頭皮之間保留一段若有似無的間隔。

手擺放成對角線比較容易掌握身體的反應，也就是說，將頭部輕輕往左轉時，擺在頭部左邊的左手必須起始於左太陽穴，擺在右邊頭部的右手則要起始於右耳後方，且手指要插入頭髮中。指腹與掌心的接觸力道非常輕，彷彿浮在頭皮上，就像蜻蜓點水一樣。

接著，手指輕輕將髮際線的皮膚往左右微微移動一、兩度，這個動作稱為「問（Asking）」，也就是詢問頭蓋骨系統的意思。接著，保持如此輕的接觸，靜止不動一下子，感受頭蓋骨系統。

相對於剛才的「問」，這個動作代表「聽（Listening）」，也就是傾聽頭蓋骨系統的回答。維持三十秒至一分鐘，再重複這兩個步驟——先做轉一、兩度的「問」，再回到「聽」的動作。

持續「聽」的動作，手會漸漸地感受到頭蓋骨系統的動靜。頭皮、筋膜與頭蓋骨膨脹收縮的感覺，會像波浪般傳到手上。蘇澤蘭在學習整骨療法時，在伙伴頭上摸到的動靜就是這個。

很多人一開始感受到的動靜都不規律，而較為紛亂、騷動，但是在反覆操作「問」與「聽」的過程中，動靜就會漸漸地取得平衡。

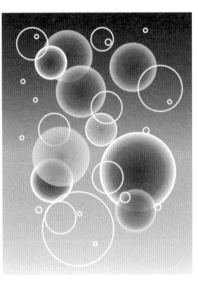

這些動靜是有週期的，每一週期大約六至八秒就會沉靜下來，此即CRI（週期）。

這時腦袋會冒出許多想法，卻又如泡沫般消失，使人漸漸地放空、不再思考。

有時你會感受到柔軟溫暖的舒適感，有些人甚至會覺得腦內發光或是散發某種顏色。這稱為「靜止點（Stillpoint）」，代表CRI暫時靜止了。

靜止點的持續時間因人而異，總之當思考再度啟動時就可以重覆前述步驟。當頭蓋骨系統反覆經歷「問」、「聽」與「靜止點」的循環，舒適感會越來越明顯，意識陷入模糊的狀態，不確定自己是睡著了還是醒著，也很難分辨自己到底存不存在，甚至會覺得全身無力地溶入地板。

這時，你的嘴巴會不自覺地張開，進入忘我的境界，呈現恍惚的狀態。此時感受到的世界，就像藏傳佛教所說的曼陀羅世界，令人陶醉。

而且腦內會分泌讓人快樂的腦內啡，因此產生至高無上的幸福感。

有些人悲哀地吸毒追求這種感覺，最後落得身敗名裂的下場，簡直令人不忍卒睹。然而，頭薦骨冥想能讓腦袋自動分泌腦內啡，帶來正向思考、提高行動能量，可以說是非常健康的方法，何必去吸毒。

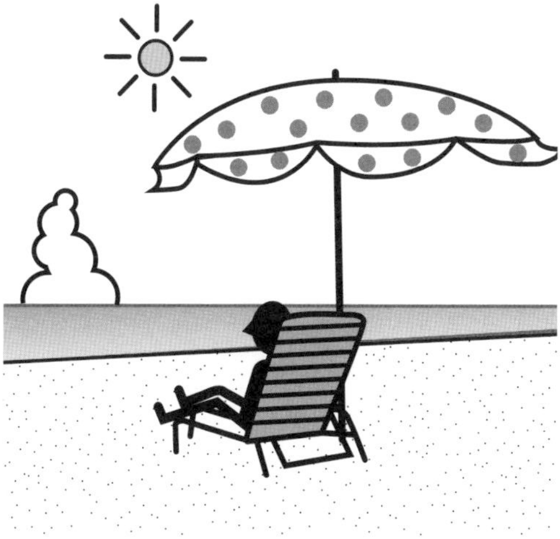

接下來，改變手的位置吧！找個會帶來舒適感的位置，讓手指如梳子般插入頭髮，反覆「問」與「聽」。那麼，這段冥想該維持多長的時間呢？

請隨自己的想法決定。但是有些人原本只打算做二十分鐘，卻因為太舒服，兩個小時就這樣過去了……所以還是要適可而止喔！

花很長的時間進行頭薦骨冥想，也需要相應的時間才能讓意識與身體恢復成正常模式，畢竟是要從遨遊宇宙的旅程回歸現實嘛！

所以冥想結束後，不要一下子起身，可以躺在地上緩緩地動一動身體、伸展四肢，「啊～」一聲吐出所有悶氣，這樣就能回到意識清明的狀態。

假日的時候也可以在自己家裡曬得到太陽的地方，進行頭薦骨冥想，讓身體暖洋洋的，心情像在白色沙灘上度假一樣，藉此來場免費的「快速旅行」。

若有意願，你還可以讓意識去龍宮玩一趟。身心充飽電之後，隔天上班肯定能以閃閃發亮的模樣出現在同事眼前。

第 4 章

頭薦骨高級技術

～沒有盡頭的舒緩

本章要進入更深層的頭蓋骨舒緩，技術的複雜度較高，所以需要正確的頭蓋骨結構知識。請仔細了解每塊骨頭的形狀、相對位置與接合處。

比較有效的方法是透過網路搜尋圖片，在Youtube上甚至可看到精密的３Ｄ動畫（也可看到我上傳的影片，輸入「jatsmember」搜尋Youtube即可找到）。

改善花粉症～舒緩鼻腔

春天最惱人的就是花粉症。花粉症讓我每年大約五月時，都會不停打噴嚏流鼻水，真受不了。

花粉症的起因五花八門，最常見的是鼻腔免疫力與黏膜的異常反應。而且花粉症發作的時候，手會經常觸碰鼻子周邊的部位，所以容易造成臉部骨頭僵硬。此外，許多微血管都集中在鼻腔表面，所以血液循環也會變差。

臉部骨頭若僵硬，可以依從皮膚到筋膜的路徑舒緩，進而使鼻腔免疫力與黏膜恢復正常。如此一來，鼻子就會比較暢通，還可止住鼻水與噴嚏。鼻子變暢通，即可擺脫呼吸困難，盡情地吸氣。

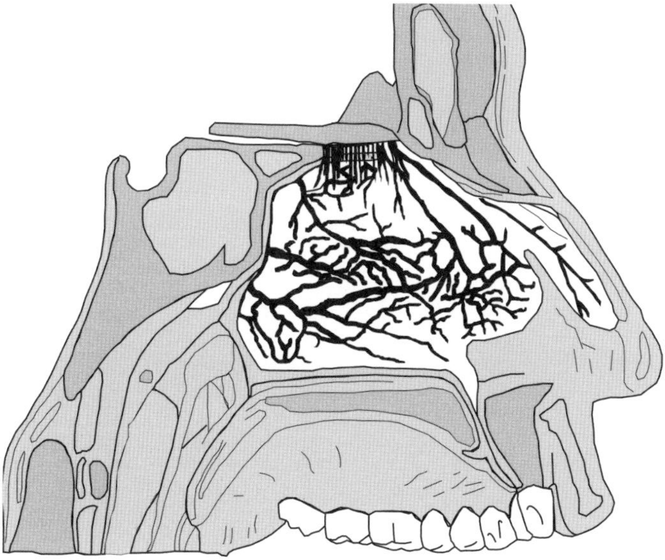

鼻腔的微血管

春天時，光是能像平常一樣呼吸，就可以令我非常開心。

操作方法

將左手中指貼在左側顴骨上，無名指貼在左邊嘴角（上顎骨的上方）的皮膚，輕緩地將皮膚導往易動的方向，並將右手食指貼在鼻頭，中指貼在鼻子左下方，慢慢拓展開來。

在操作的過程中，要想像左邊上顎骨與周邊骨頭的接合處，以及整個鼻腔。輕緩地移動左手無名指與右手中指，彷彿要將鼻腔的膜拉出鼻孔般，如此一來，鼻子就會變得非常暢通。

◆舒緩鼻腔

將左手中指貼在左側顴骨上，無名指貼在左邊嘴角（上顎骨的上方）的皮膚，輕緩地將皮膚導往易動的方向，並將右手食指貼在鼻頭，中指貼在鼻子左下方，慢慢拓展開來。右側重複相同動作。

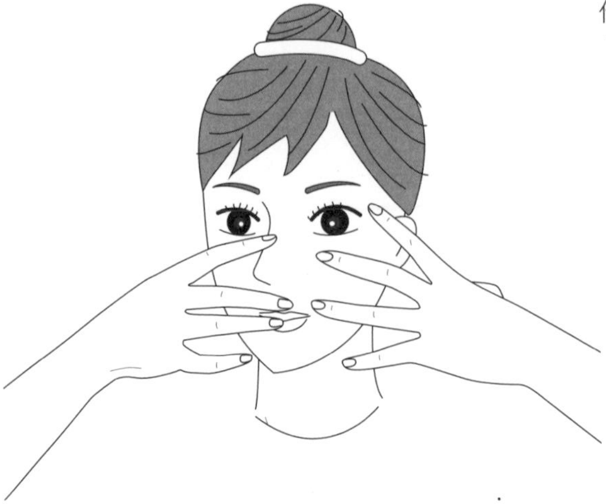

完成此動作可止住花粉症帶來的噴嚏、鼻水。接下來，繼續操作鼻子右側吧。

消除顎關節的緊繃讓牙齒嚙合更自然

顎關節若僵硬，嘴巴便沒辦法張大，有些人張開嘴巴，顎關節還會發出喀喀聲。這種人通常頸部、背部都會很痠痛，全身動不動就疼痛。

很多人都會形容這是身體生鏽了、油用完了。「不過就是下顎緊繃，竟然會影響到全身？」我以前曾這麼想，但是其實下顎不是那麼無關緊要的部位。

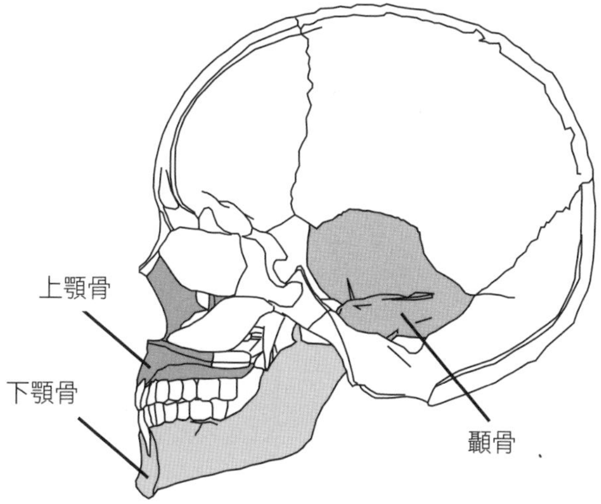

頭蓋骨剖面（上顎骨、下顎骨、顳骨）

顎關節緊繃會對顳骨造成壓力，導致頭蓋骨歪斜，進而形成對頸椎施壓的姿勢，或是對人體的動作造成負面影響。

想要改善這個問題，必須舒緩與顎關節相連的下顎，但是這種問題與牙齒嚙合（俗稱咬合）有緊密的關係，所以必須連上顎一起舒緩。

從口內舒緩左右側的上顎，就能夠消除顎關節的緊繃，使牙齒嚙合呈現最佳狀態。

舒緩下顎

首先，從右側下顎開始吧！

用右手食指與中指貼在右耳後方的顳骨乳突部；左手中指與無名指貼在右

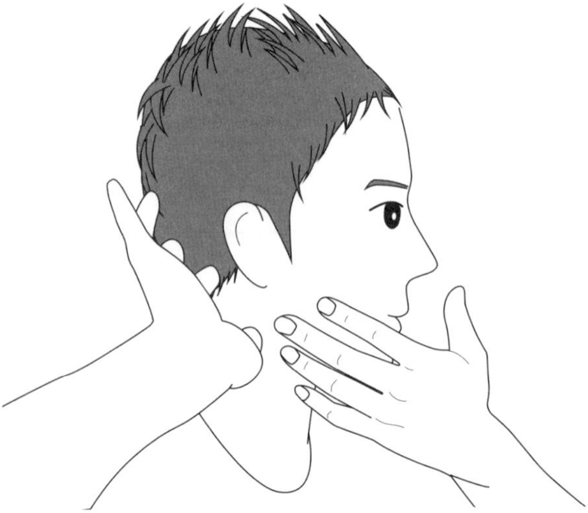

◆舒緩下顎
用右手食指與中指貼在右耳後方的顳骨乳突部，左手中指與無名指貼在右側下顎角；接著，同時操作左右手指，將皮膚輕緩地移往各個方向。左側重複相同動作。

側下顎角（腮幫子）。

接著，同時操作左右手指，將皮膚輕緩地移往各個方向。舒緩完成後，左側再重覆相同動作。

舒緩上顎

將左手大拇指放進口中，貼在右邊的上顎；將右手手指貼在右耳後側，舒緩顳骨、頂骨與枕骨這三塊骨頭的交會點，也就是星點。

使用左手大拇指，緩緩地對口內上顎皮膜施加輕微的壓力，同時用右手指將星點導往右斜上方，藉此拉開上顎。

這個技術的難度有點高，而且必須講究精準的方向。但若順利進行，左半臉便可一下子放鬆，使人展露幸福的表情。

此時，當你開口、閉口地活動下顎，你會發現右顎關節變得順暢許多。

接下來，左側也重複相同動作吧！如此一來，即可改善牙齒嚙合狀況，打造均衡的口內環境。

改善發聲～舒緩舌骨

喉嚨有一個稱為「舌骨」的U形骨頭，舌根與此處相連，而且沒有關節。

舌骨與周圍的肌肉相連，懸浮在喉嚨上。因此，雖然這塊骨頭並不屬於頭蓋骨，但是頭薦骨療法仍很重視這個部位。

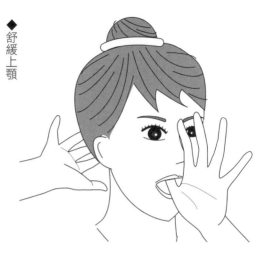

◆舒緩上顎

將左手大拇指放進口中，貼在右邊的上顎；將右手手指貼在右耳後側、舒緩星點（顳骨、頂骨與枕骨的交會點）。左手大拇指緩緩地對口內上顎皮膜施加輕微的壓力，同時用右手手指將星點導往右斜上方，藉此拉開上顎。完成後，左側重複相同動作。

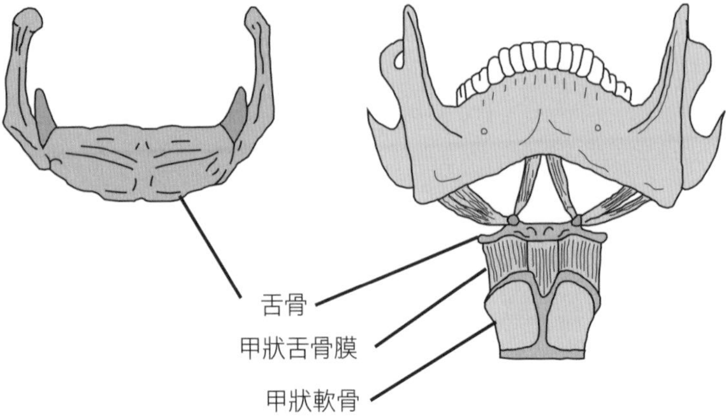

這一帶若僵硬，甲狀軟骨與舌骨之間的距離會變窄，使人難以發聲、呼吸不順暢。F・M・亞歷山大當年就是苦於發不出聲音，而此處過度僵硬即可能造成這種現象。

瑜珈將這一帶稱為「喉輪（Visuddha Chakra）」。此處若僵硬會使人很難溝通，無法暢所欲言。

舒緩此處則使人變得像能言善道的辯論家，說不定你也能像政治家一樣舌燦蓮花呢……

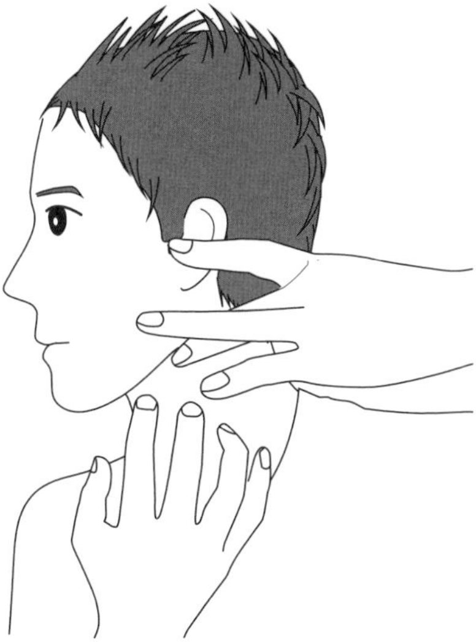

◆舒緩舌骨

將雙手中指貼在喉嚨左側，彷彿要打開甲狀軟骨（喉結）與舌骨（甲狀舌骨膜）的間距般，緩緩移動皮膚。接著，左手中指像剛才一樣貼在舌骨左側，右手中指改貼在左下顎下方的斜角肌，緩慢且慎重地以拉開兩者間距的方式移動。斜角肌是位在舌骨旁邊的堅硬肌肉，應該很容易辨認。完成後，喉嚨右側亦操作一次相同的動作。

操作方法

用左手大拇指與食指輕輕夾住喉結的甲狀軟骨，動一動手指摸索此處的可動性與形狀。此時，一邊觸摸一邊將手指往上移動，就能摸到U形的舌骨。

了解骨頭的相對位置，再將雙手中指貼在喉嚨左側，彷彿要打開甲狀軟骨與舌骨（甲狀舌骨膜）的間距般，緩緩移動皮膚。

接著，左手中指像剛才一樣貼在舌骨左側，右手中指則改貼在左下顎下方的斜角肌，緩慢且慎重地以拉開兩者間距的方式移動。斜角肌是位在舌骨旁邊的堅硬肌肉，應該很容易辨認。完成後，喉嚨右側亦操作一次同

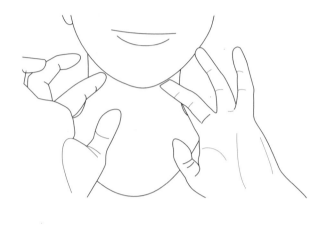

掌握了舌骨的位置，再以夾住舌骨的方式，用雙手食指貼在舌骨左右側，輕柔地將皮膚移往各個方向。舒緩完成，喉嚨就會變得暢通。

樣的動作。順利舒緩這一帶，還能夠舒緩頸部的頂端關節與更深層的部位喔。

在操作過程中，絕對不可以因為急躁而勒緊喉嚨，否則會變成自殺喔！

這個動作難在有人的喉嚨格外僵硬，導致舌骨藏在深處，可能沒辦法以手指觸摸到舌骨。

儘管如此，只要在腦中勾勒舌骨形狀，並慎重地操作，仍有機會舒緩此處。充分掌握舌骨的位置後，再以夾住舌骨的方式，用雙手食指貼在舌骨左右側，輕柔地將皮膚移往各個方向。如此一來，喉嚨就會變得暢通喔！

消除眼睛疲勞、提升視力

～舒緩眼窩與內側的頂端關節

長時間使用電腦，視線會膠著在固定的位置，使眼球內部的「睫狀體」肌肉緊繃。持續緊繃即會壓迫到眼球，若變形則會使視網膜聚焦功能變差，導致視力降低。近視的眼球，上下左右都會受到壓迫，使眼球形狀變得像橄欖球；遠視則是使眼球的前後受到壓迫，變得像銅鑼燒一樣。

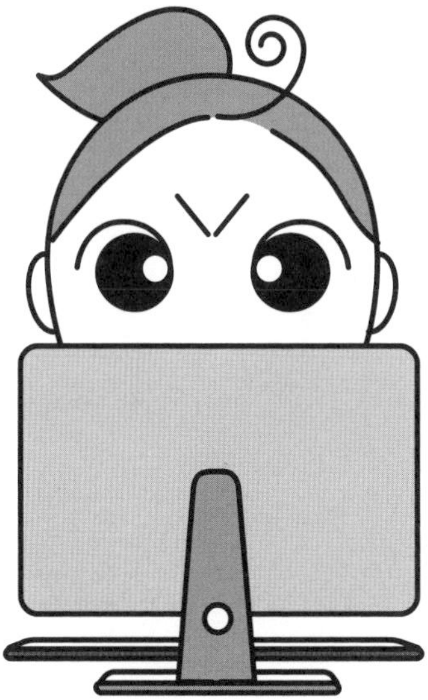

除了睫狀體緊繃，眼睛後方用來驅動眼球的眼肌也會因此而緊繃，眼窩的筋膜也會僵硬。

眼窩指的是頭蓋骨的凹洞，功能是容納眼球。眼窩由額骨、顴骨、上顎骨、淚骨、篩骨、蝶骨這六種骨頭組成，結構非常複雜。

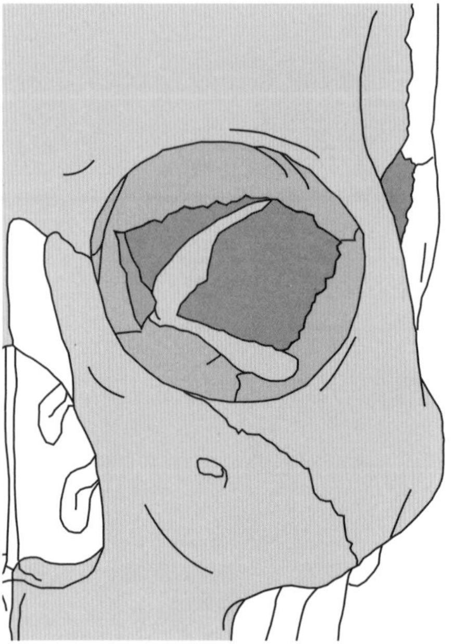
眼窩的骨頭結構

使用筆記型電腦的眼睛疲勞度是桌上型電腦的兩倍，使用智慧型手機的眼睛疲勞度則比平板大兩倍。這是因為文字越小，眼球運動就越少。

尤其是使用智慧型手機，視線會固定在相同的位置，這會對眼睛造成極大的負擔。而眼球定在同一個角度，也會使頸部肌肉緊繃，因此頭蓋骨緊繃通常都起始於眼睛。

很多年輕人是過度使用智慧型手機的低頭族，他們的頭部就像秤錘，對頸部肌肉造成負擔。因此，整天持續使用手機，就像做了對肉體造成沉重負荷的工作一樣。

由此可知，想要消除眼睛疲勞，必須舒緩眼窩的緊繃。

在舒展臉部皮膚的同時，舒緩眼窩與眼窩筋膜，就能舒緩眼睛後方的部位。如此一來，緊繃的眼窩筋膜會漸漸恢復原本的流動性。透過頭薦骨按摩自療法消除眼球的緊繃，眼球即可恢復成自然的球體形狀，猶如乒乓球。因此，改善視網膜聚焦功能，進而提升視力，是這個技術的主要訴求。

舒緩眼窩

將右手中指貼在右顴骨上，再貼上食指與無名指；左手的四根手指貼在額頭右側，但是不可以碰到眼皮。

以貼合的手指舒展皮膚，導往易動的方向。若手指貼合所施加的壓力與方向正確，很快就能夠像流水般，將皮膚拉展開來。

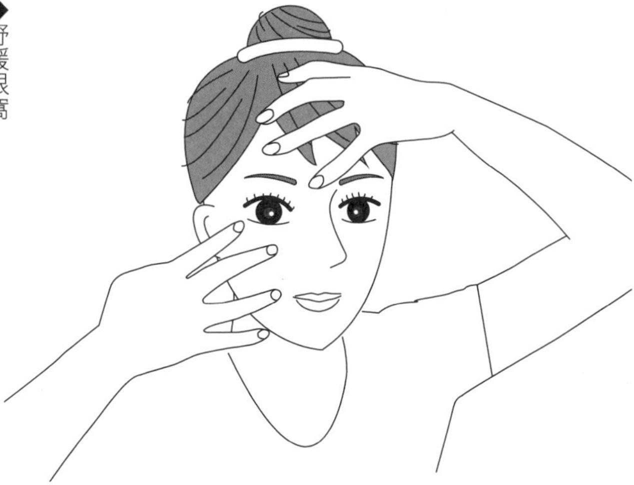

◆舒緩眼窩
將右手中指貼在右顴骨，再貼上食指與無名指；左手四根手指則貼在額頭右側，將皮膚導往易動的方向。這時對眼球造成的壓力，就會隨著舒緩的動作減輕。

這時，想像眼窩與眼窩筋膜的相連狀態，就能慢慢舒緩眼窩，減輕眼球的壓力。

這是高級的技術，因此必須花上一段時間才能熟練。請隨著皮膚的流動性，多方改變手指的位置與動作方向吧！

完成之後看看窗外吧，相信你的左右眼視野一定會有顯著的變化。不僅眼睛疲勞消失了，視線也變得更清明、視野寬廣。接下來，左側眼窩也施行相同的動作吧！

舒緩內側的頂端關節

這節介紹的動作是亞歷山大技法當中，最適合頭部與頸部的秘技。

由於眼睛與頸部的肌肉密切相連，因此長時間的凝視，會直接導致頸部肌肉僵硬。

也就是說，舒緩頸部肌肉可促進眼睛活化，有助於恢復視力。只要做完前述的舒緩眼窩技法，再舒緩頭部與頸部的根處——頸部頂端關節，即能引發眼球的反射作用，改善視力。

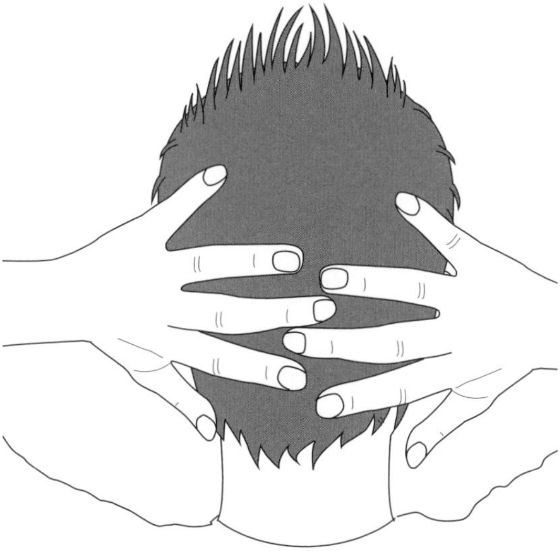

◆舒緩內側的頂端關節

將左右手的中指先插入頭髮中，找到比「盆之窪」高幾公釐的位置，以指腹貼上去，並使中指上下排列。左右手中指往相反方向緩緩移動，完成後再互換方向，舒緩頭後小直肌。

操作方法

後腦杓底部的頸部後側有一個凹槽，這是日本時代劇的暗殺情節經常提及的部位——盆之窪。雖然日本人都知道這個稱法，但是它的意思與由來卻沒人知道，非常奇妙。

請將左右手中指插入頭髮中，再貼住「盆之窪」。這時雙手的中指會上下排列，請先讓左手中指在上、右手中指在下。「盆之窪」深處有第一節頸椎，頭部與第一節頸椎的接合處只略高於盆之窪幾公釐，因此將中指貼合處往上移動幾公釐，你就會摸到**內側的頂端關節**。請仔細對準位置喔！

內側的頂端關節具有「頭後小直肌」，這是左右對稱的三角形肌肉。接

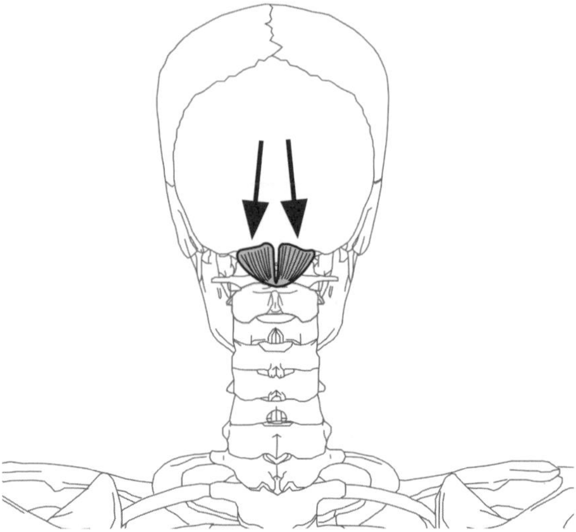

頭後小直肌

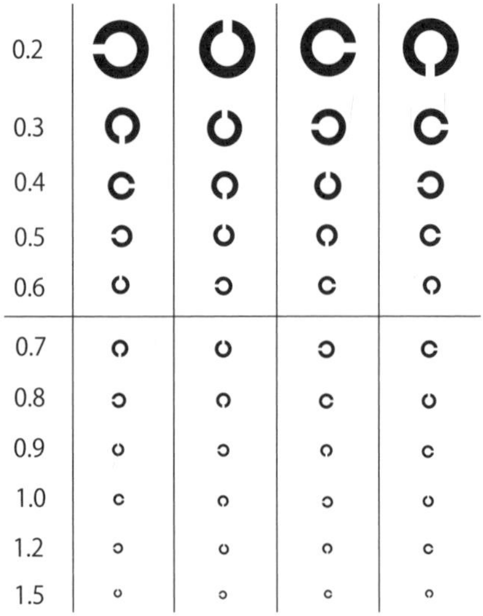

視力檢查表

下來要舒緩的，就是這部分的筋膜。

左手中指往左，右手中指往右，緩緩移動皮膚，完成後再互換方向，重複數次。在腦中想像頭後小直肌的畫面，應該可以使你感受到這部分的筋膜已經獲得舒緩。做這類動作時，想像力帶來的效果比手指動作還高呢！

操作過程應該要謹慎，切勿強力按壓。

舒緩**內側的頂端關節**，可改善頭部與頸部的接合狀況，伸往脊椎的硬膜流動也會獲得改善，進而引起眼球的反射作用，提高視力。

在操作過程中，請將視力檢查表貼在牆上，看著檢查表做動作，肯定能令你實際感受到視力的變化。

◆休息一下——動動眼睛

眼部肌肉與頸部肌肉的關係非常密切，如果眼睛持續凝視著特定的一點，會直接造成頸部肌肉僵硬。

由於眼球運動與腦的思考有直接的關聯，所以思考時眼球便會動作。舉例來說，思考「明天約會要去哪間咖啡廳呢？」等未來的事情，眼睛通常會朝上；思考「昨天早餐吃了什麼？」等過去的事情，眼睛通常會朝下。

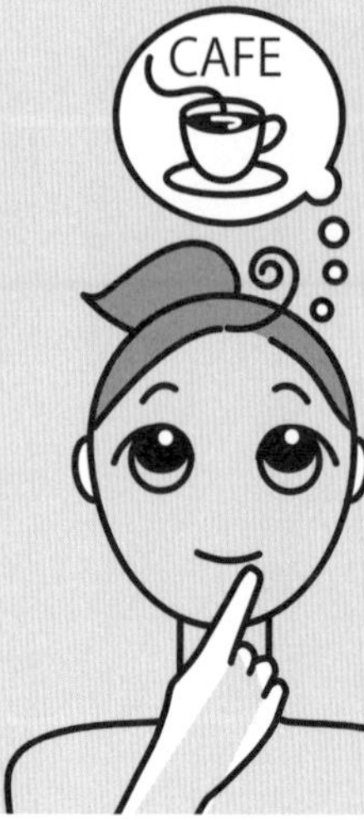

要避免頸部僵硬，必須讓眼睛的動作變得更加主動、自主，而不是受到其他因素的影響才動作。很多人走路時都會放空地望著地面，這種眼睛動作通常是來自於大腦的「思考」，而不是眼睛主動做的動作。

請像日本時代劇的武士一樣，讓雙眼靈活地觀察四面八方吧！反正現在天空上有時會出現空拍機，有東西從天上掉下來也不是什麼罕見的事情，所以「望著上方走路」正好適合這個時代呢！

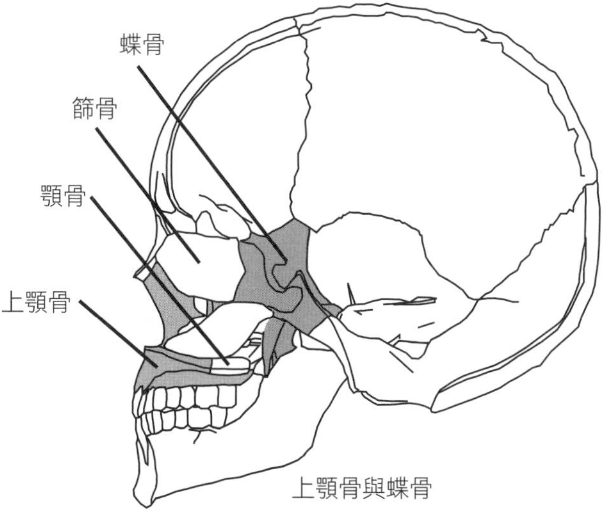

上顎骨與蝶骨

頭蓋骨的最佳均衡度

~頭薦骨按摩自療法的祕密

透過上顎舒緩蝶骨可改善頭蓋骨中心的均衡度，因此請好好了解蝶骨、上顎骨（又稱上頜骨）與腭骨的相對位置。

蝶骨是頭蓋骨的中心軸，前方有上顎骨與篩骨；篩骨內側則連接硬膜內部的大腦鐮前端；小腦天幕的兩端則與蝶骨相連。蝶骨後方還有枕骨，大腦鐮與小腦天幕會在此處交會，形成縱軸與橫軸交錯的支撐點。

由此可知，蝶骨對頭蓋骨的動作機制來說非常重要，舒緩蝶骨就能調和這些重要骨頭的接合均衡度。

而且還可以調整大腦鐮與小腦天幕的交會點緊繃度，改善頭薦骨系統的動作環境，打造頭蓋骨的最佳均衡度。

這個動作難在蝶骨位於頭蓋骨的中心，除了太陽穴以外，幾乎都藏在頭部內側，無法直接碰觸到。因此，必須舒緩位在蝶骨前方的上顎骨，舒緩它與蝶骨的接合處。由於這是間接舒緩的方法，所以必須非常了解它與周遭骨頭的相對位置與形狀。

動作①

讓左手食指貼在左臼齒的上牙齦，右手食指則貼在右臼齒的上牙齦，使雙手呈對稱狀態。用左手指在牙齦的皮膜表面輕輕施壓，將皮膜表面帶往內側。同時，右手指將右牙齦的皮膜帶往前方。

當你感受到皮膜表面的流動性時，代表上顎骨已經舒緩了。觸摸牙齦表面，手指很容易滑掉，可以改摸牙齒根部防止手指滑開，這樣就能有良好的觸感了。

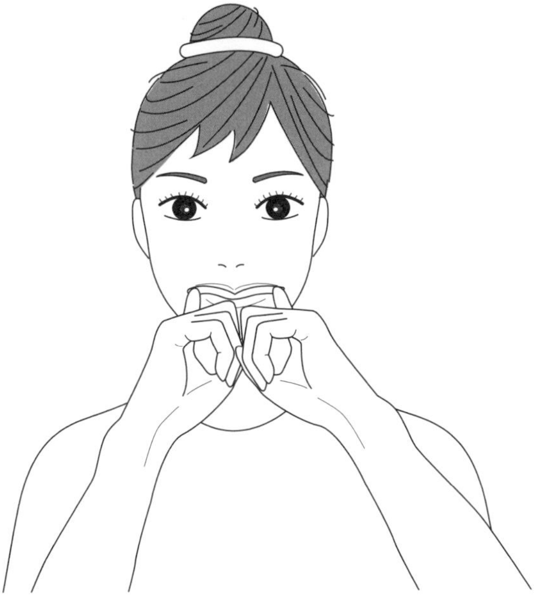

◆舒緩蝶骨：動作①

左手食指貼在左臼齒的上牙齦，右手食指則貼在右臼齒的上牙齦；左手手指把牙齦的皮膜表面輕緩地帶往內側，右手手指則將右牙齦的皮膜表面帶往前方，持續交換方向。分別操作完左右上顎骨，就可以逐漸舒緩腭骨與蝶骨了。

兩手手指緩慢且慎重地交換移動方向，上顎骨就會像生物一樣動起來，很令人驚訝。這時上顎深處的腭骨與蝶骨即獲得了舒緩。

切記，不可以直接移動上顎骨。很多人雖然了解這個道理，卻還是不由自主地出現這種舉動……總而言之，請多方改變手指的位置與移動方向，藉此增加移動的幅度。

雖然這動作可能讓牙齒嚙合變得有點奇怪，但是這是自然且暫時的情況，不需要慌張。

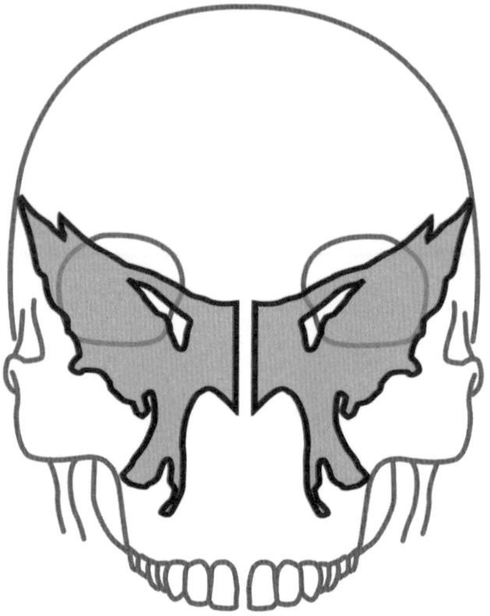

反覆進行這些動作，頭蓋骨的狀態即可改善。操作過程中要注意的不只有牙齦，也應觀察頭部中央、側邊、後腦杓、頸部、肩膀、脊椎、薦骨與身體各處的接合狀況。

動作②

以左手食指貼在左臼齒的上牙齦，右手食指貼在左邊的內側牙齦，夾住左側的上顎。接著以左手食指將牙齦的皮膜表面帶往深處，以右手食指將內側皮膜表面帶往前方，然後兩手交換移動方向，再度輕緩地移動。

食指貼在牙根上會比較好操作，請努力掌握皮膜的流動性，慎重地反覆進行。這時要調整的除了牙齦，還包括後腦杓、硬膜（大腦鐮與小腦天幕）、脊椎與薦骨等，舒緩了蝶骨的左半邊，可大幅改變臉部表情。

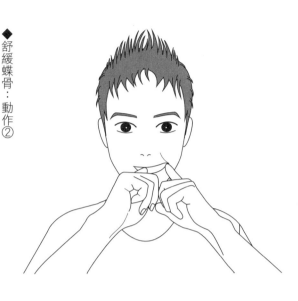

◆舒緩蝶骨：動作②
以左手食指貼在左臼齒的上牙齦，右手食指貼在左內側牙齦，呈現夾住左側上顎的狀態。接著以左手食指將牙齦的皮膜表面帶往深處，以右手食指將內側皮膜表面帶往前方，接著交換移動方向，再度輕緩執行。完成後，對右側上顎執行相同的步驟。

接著，右側上顎也操作一次相同動作。

有些人因為體質的關係，在操作過程中會覺得背部、肩膀等處疼痛，這是因為深層筋膜的僵硬與扭轉浮上了表面，因此多操作幾次就會消失了。

許多報告都指出，多數的腰痛與偏頭痛都可因此獲得明顯的改善。此外，這些操作方法不僅可用來改善身體狀況，也可消除心靈的枷鎖。

蝶骨上方的腦袋主宰人類的生存慾望，因此舒緩此處很可能連喜好都會跟著改變。想要解決身體的問題，關鍵果然就藏在頭蓋骨舒緩技巧當中。所以請用自己的智慧，想像自己理想中的模樣，思考該怎麼舒緩頭蓋骨才能達成此心願，以及你對自我的期許。

調整好頭蓋骨的中心均衡度，身體與意識所產生的變化，會遠超過你最初的預料。所以請特別注意，有人會因為跟不上身體急遽的變化，在一段時間內身心反而變得不安定。所以應該充分理解頭薦骨按摩自療法的基本動作，再慎重地執行。

舒緩了蝶骨，就能夠調整頭部共二十八塊的骨頭，使頭蓋骨達到完美平衡。這時體內的水壓會變得安定，不尋常的硬膜緊繃與扭轉亦可消除。從頭頂沿著脊椎到會陰穴這條線稱為「中脈」，當生命能量通過，中脈就會上升。瑜珈認為尾骨的靈蛇朝著頭頂昇華，身體的七個主要脈輪就會覺醒，和宇宙融和。

蝶骨的舒緩技法是本書最高深的技術，必須花上許多時間、經過無數次的練習才可成功，操作過程也必須謹慎緩慢。熟練了這個技法，你就算是頭薦骨按摩自療法的專家了，可以隨時隨地讓自己呈現初始的狀態，不僅身體變柔軟了，面對日常生活的各種問題都能更加靈活。

後・記

撰寫本書時，我正好接獲罹患癌症、長期住院的母親的死訊。我母親是三年前發現罹癌的，所以當時我就已經有心理準備了，但是接到消息的我還是慌張地趕回札幌老家。一進入家門，我就感受到沉重的氣氛。我跟著哥哥走進臥室，看見安靜躺在地上的母親。我靠近母親，輕輕地掀起蓋在她臉上的白布，看見了令人難過的土黃臉色。

我靜靜凝睇著母親的臉龐一段時間，總覺得母親的皮膚似乎還在微微地運作著，很難想像她已經過世了。這時我才想起，人類的腸子在心肺停止後仍會運作一段時間。腸子聚集了大量神經細胞，堪稱是第二顆大腦，據說人體內有思考能力的不只有大腦，腸子也有。

當時我雖然很猶豫，但是雙手還是像被吸走一般，不自覺地輕碰了母親的腳踝。這時，母親發出了腹鳴聲。因為腸子與嘴唇、口腔皮膚相連，因此在執行頭薦骨療法的過程中，經常會出現這種現象。我雖然很困惑，但是仍繼續配合頭薦骨的韻律輕觸母親的皮膚，很快地，她出現了「中潮」——母親剛才果然還活著，雖然她的ＣＲＩ已經停止了，但是「中潮」與「長潮」都還在運作，甚至令我懷疑是否比身體健康的人還要強烈。

本書介紹頭薦骨冥想法時，稍微談到頭薦骨韻律，這邊再補充說明一下吧！

頭薦骨韻律是由ＣＲＩ、中潮與長潮這三種具週期性的階段所組成。ＣＲＩ是以硬膜為中心，能夠促進脊髓液循環，屬於肉體等級的波動；中潮比ＣＲＩ更高一層，會反映皮膚與生體能量，「潮」這個字源自於漲潮、退潮這種緩慢的週期性變化，而一週期約三十秒，會從頭頂到腳尖慢慢地反覆上升與下降；長潮是更高的階層，是瑜珈所指的氣（prana），普遍存在於空氣中，以每次約九十秒的週期，反覆著膨脹與收縮。

進入中潮後，關於死的深切悲傷、痛苦與寂寞，就像波浪一樣從母親的身體透過我的手，強烈地傳遞過來，讓我的淚水不斷落下。令人驚訝的是，母親甚至對我說話了。

當然，她不是直接開口說話，而是透過生體能量的共鳴傳到我的腦海，而我的大腦將它翻譯成我懂的話語。

當我感受到這些悲苦時，不禁想起以前讀過的藏傳佛教《死者之書》。這是專為死者寫的經典，人們認為在死者耳邊誦讀《死者之書》，能夠幫助死者緩和往生的恐懼。

根據《死者之書》所述，母親接下來會遇見耀眼的光芒或模糊的光暈，我在腦海裡將之轉化為觀音菩薩的模樣，傳到了母親的身體。沒多久，中潮就慢慢地變柔和了，這次傳回來的情感中已經沒有悲傷與寂寞，取而代之的是平靜、安穩。長潮則繼續拓展，雖然我不是很清楚，但是總覺得已經要接觸到某種界線了。這時我看到母親，確實露出了笑容。從手中傳來的母親生體能量，逐漸靜下來。我對母親說：「一直以來謝謝妳了，希望妳能夠展開美好的旅程，有朝一日再會了。」然後，將手緩緩地抽離她的腳踝。

在介紹頭薦骨按摩自療法的過程中，我無數次地強調「不可以按」、「要輕緩謹慎」，相信有些讀者會認為「講一次就夠了，為什麼要一直講……」但是即使我已經強調這麼多遍了，還是會有人不自覺地施力。實際一對一指導時，總會有人在我剛說完不可以用力時就開始按壓，更何況是閱讀本書的讀者。所以我才會在介紹的過程中不斷強調，希望這個觀念深深烙印在各位的腦海。

雖然我原本替本書想的主題是「每個人都能輕易獲得效果的技法」，但是實際的結果會因個人的細微感覺差異而天差地別。同一句「輕觸」對相撲選手與幼童來說，可能是截然不同的。因此，自己觸摸自己的頭部、感受身體的變化，是閱讀本書不可或缺的步驟。與一般的頭薦骨療法不同，這正是本書技法最大的特徵，換句話說，頭薦骨按摩自療法其實是對感覺器官的自我學習。

人們在日常生活中，總會不由自主地在手部或身體施加許多不必要的力量。這會造成頭蓋骨緊繃，因此，最好的改善方法就是直接找出根本原因，自己在日常生活中多加留意並改善這些問題。

當然，由其他人來協助舒緩的技法也有它的價值，先透過頭薦骨療法來了解人體的變化，可以大幅提高頭薦骨按摩自療法的成功機率。這就像雖然挖金塊的驚喜會帶來很大的樂趣，但是要靠自己獨力找到金塊卻是非常困難的。

本書已詳細介紹頭薦骨按摩自療法的操作步驟，但是如果你想更加了解操作過程中會面臨的實際狀況，歡迎來參加我舉辦的團體與個人的研討會，以及週末工作坊。在這些活動中，我會同時操作蘇澤蘭的頭薦骨療法、亞歷山大技法、撥恩技巧（Bowen Technique）、身體駭客技術（Hack the Body），藉此幫助各位舒緩頭蓋骨，並找到更加閃閃發光的完美自我。

吉田篤司

官方網站 http://www003.upp.so-net.ne.jp/brainfree/

國家圖書館出版品預行編目資料

頭薦骨按摩自療法：舒緩腦部壓力、改善五十肩、消除酸痛,提升身心狀態的新興能量療法 / 吉田篤司作 ; 黃筱涵譯. -- 初版. -- 新北市 : 世茂, 2023.02
面； 公分. -- (生活健康 ; B502)
ISBN 978-626-7172-12-4(平裝)

1.CST: 骨療法 2.CST: 自然療法

418.995 111018676

生活健康B502

頭薦骨按摩自療法：舒緩腦部壓力、改善五十肩、消除酸痛，提升身心狀態的新興能量療法

作　　者／吉田篤司
譯　　者／黃筱涵
主　　編／楊鈺儀
責任編輯／石文穎
出 版 者／世茂出版有限公司
地　　址／(231)新北市新店區民生路19號5樓
電　　話／(02)2218-3277
傳　　真／(02)2218-3239（訂書專線）
劃撥帳號／19911841
戶　　名／世茂出版有限公司
單次郵購總金額未滿500元（含），請加80元掛號費
世茂網站／www.coolbooks.com.tw
排版製版／辰皓國際出版製作有限公司
印　　刷／世和彩色印刷股份有限公司
初版一刷／2023年2月
　　二刷／2024年7月

ＩＳＢＮ／978-626-7172-12-4
定　　價／320元

ZUGAIKOTSU WO YURUMERU by Atsushi Yoshida

Original Japanese edition published by arrangement with BAB JAPAN through HonnoKizuna, Inc., Tokyo, and AMANN CO., LTD

Printed in Taiwan

※本書原名為《頭薦骨按摩自療法：整合科學、敏感度與覺知關照，放鬆身心健康跟著來》，現更名為此。